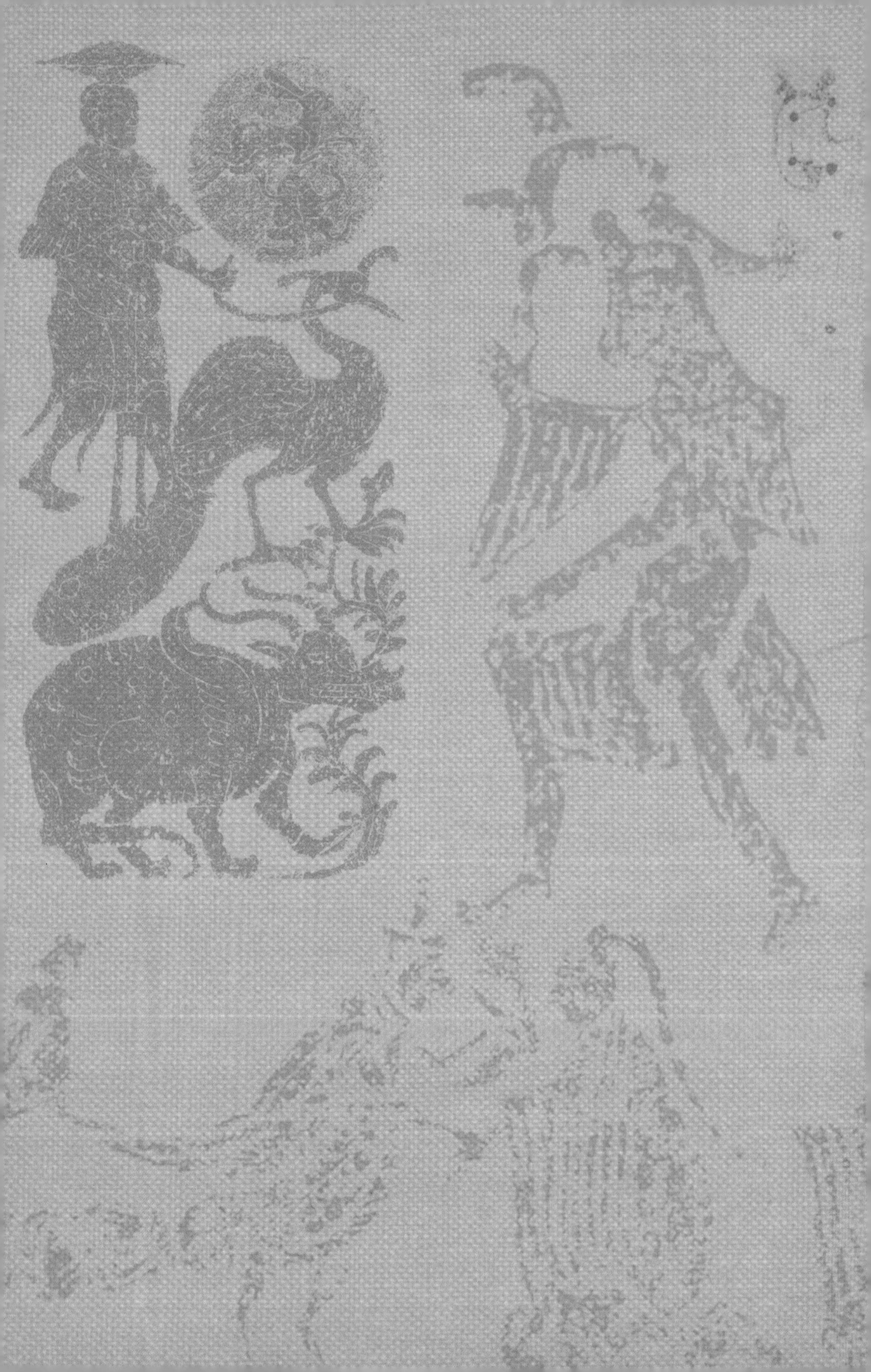

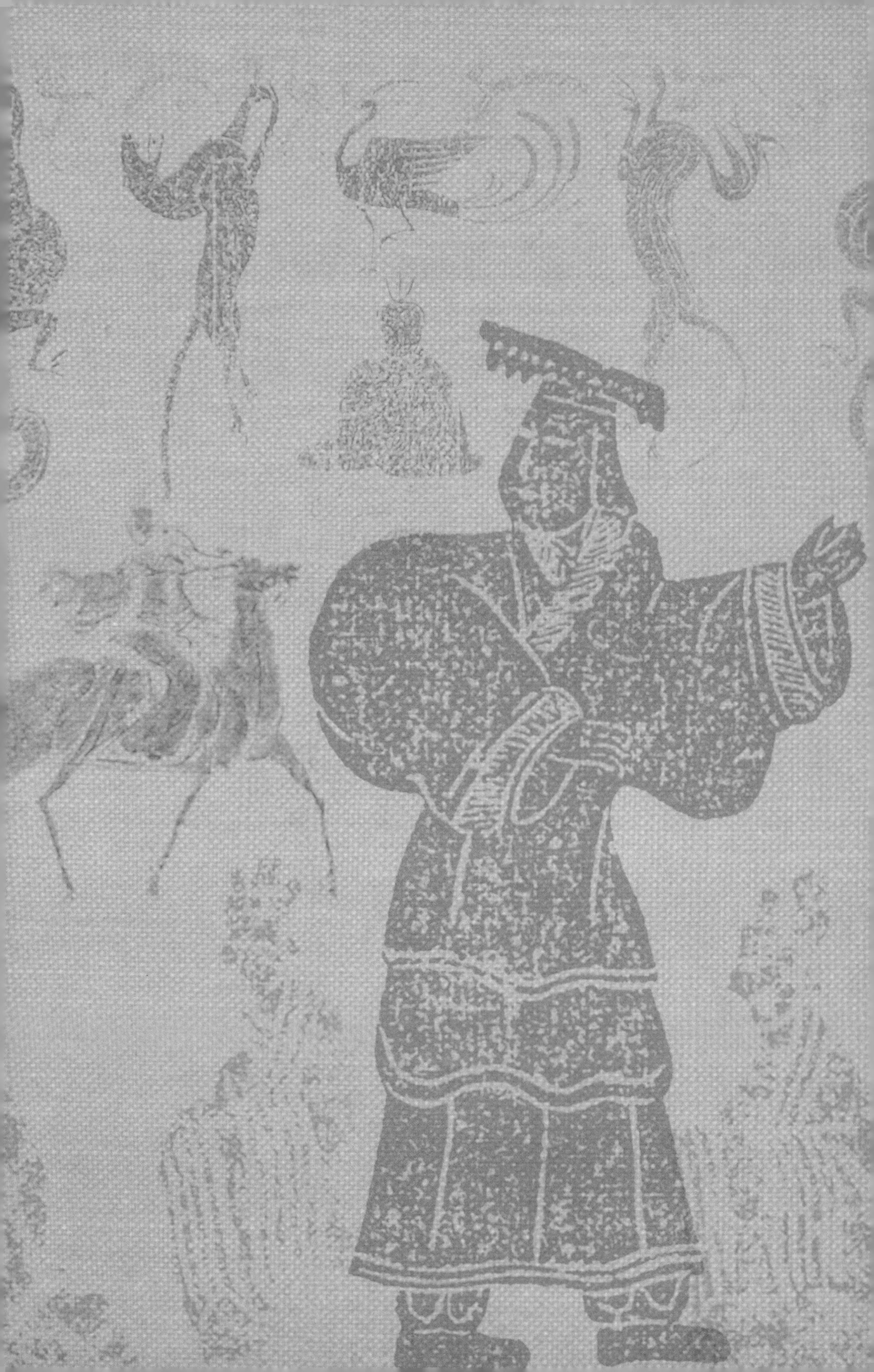

中国古医籍整理丛书

医学集成

清·刘仕廉　纂辑

吕凌　王雅丽　任忠钦　校注

中国中医药出版社

·北　京·

图书在版编目（CIP）数据

医学集成/(清) 刘仕廉纂辑；吕凌，王雅丽，任忠钦校注．—北京：中国中医药出版社，2015. 12（2021.8 重印）
（中医古医籍整理丛书）
ISBN 978 - 7 - 5132 - 3033 - 9

Ⅰ. ①医…　Ⅱ. ①刘… ②吕… ③王… ④任…　Ⅲ. ①中国医药学 - 中国 - 清代　Ⅳ. ①R2 - 52

中国版本图书馆 CIP 数据核字（2015）第 310281 号

中国中医药出版社出版
北京经济技术开发区科创十三街31号院二区8号楼
邮政编码 100176
传真　010 64405721
廊坊市祥丰印刷有限公司印刷
各地新华书店经销
*
开本 710 × 1000　1/16　印张 21. 75　字数 122 千字
2015 年 12 月第 1 版　2021 年 8 月第 2 次印刷
书　号　ISBN 978 - 7 - 5132 - 3033 - 9
*
定价　65. 00 元
网址　www. cptcm. com

如有印装质量问题请与本社出版部调换（010-64405510）

社长热线　010 64405720
购书热线　010 64065415　010 64065413
微信服务号　zgzyycbs
书店网址　csln. net/qksd/
官方微博　http：//e. weibo. com/cptcm
淘宝天猫网址　http：//zgzyycbs. tmall. com

国家中医药管理局
中医药古籍保护与利用能力建设项目
组织工作委员会

主　任　委　员　王国强

副 主 任 委 员　王志勇　李大宁

执行主任委员　曹洪欣　苏钢强　王国辰　欧阳兵

执行副主任委员　李　昱　武　东　李秀明　张成博

委　　　　员

各省市项目组分管领导和主要专家

（山东省）武继彪　欧阳兵　张成博　贾青顺

（江苏省）吴勉华　周仲瑛　段金廒　胡　烈

（上海市）张怀琼　季　光　严世芸　段逸山

（福建省）阮诗玮　陈立典　李灿东　纪立金

（浙江省）徐伟伟　范永升　柴可群　盛增秀

（陕西省）黄立勋　呼　燕　魏少阳　苏荣彪

（河南省）夏祖昌　刘文第　韩新峰　许敬生

（辽宁省）杨关林　康廷国　石　岩　李德新

（四川省）杨殿兴　梁繁荣　余曙光　张　毅

各项目组负责人

王振国（山东省）　王旭东（江苏省）　张如青（上海市）

李灿东（福建省）　陈勇毅（浙江省）　焦振廉（陕西省）

蔡永敏（河南省）　鞠宝兆（辽宁省）　和中浚（四川省）

项目专家组

顾　问　马继兴　张灿玾　李经纬

组　长　余瀛鳌

成　员　李致忠　钱超尘　段逸山　严世芸　鲁兆麟
郑金生　林端宜　欧阳兵　高文柱　柳长华
王振国　王旭东　崔　蒙　严季澜　黄龙祥
陈勇毅　张志清

项目办公室（组织工作委员会办公室）

主　任　王振国　王思成

副主任　王振宇　刘群峰　陈榕虎　杨振宁　朱毓梅
刘更生　华中健

成　员　陈丽娜　邱　岳　王　庆　王　鹏　王春燕
郭瑞华　宋咏梅　周　扬　范　磊　张永泰
罗海鹰　王　爽　王　捷　贺晓路　熊智波

秘　书　张丰聪

前 言

中医药古籍是传承中华优秀文化的重要载体，也是中医学传承数千年的知识宝库，凝聚着中华民族特有的精神价值、思维方法、生命理论和医疗经验，不仅对于传承中医学术具有重要的历史价值，更是现代中医药科技创新和学术进步的源头和根基。保护和利用好中医药古籍，是弘扬中国优秀传统文化、传承中医学术的必由之路，事关中医药事业发展全局。

1949 年以来，在政府的大力支持和推动下，开展了系统的中医药古籍整理研究。1958 年，国务院科学规划委员会古籍整理出版规划小组在北京成立，负责指导全国的古籍整理出版工作。1982 年，国务院古籍整理出版规划小组召开全国古籍整理出版规划会议，制定了《古籍整理出版规划（1982—1990）》，卫生部先后下达了两批 200 余种中医古籍整理任务，掀起了中医古籍整理研究的新高潮，对中医文化与学术的弘扬、传承和发展，发挥了极其重要的作用，产生了不可估量的深远影响。

2007 年《国务院办公厅关于进一步加强古籍保护工作的意见》明确提出进一步加强古籍整理、出版和研究利用，以及

"保护为主、抢救第一、合理利用、加强管理"的方针。2009年《国务院关于扶持和促进中医药事业发展的若干意见》指出，要"开展中医药古籍普查登记，建立综合信息数据库和珍贵古籍名录，加强整理、出版、研究和利用"。《中医药创新发展规划纲要（2006—2020）》强调继承与创新并重，推动中医药传承与创新发展。

2003～2010年，国家财政多次立项支持中国中医科学院开展针对性中医药古籍抢救保护工作，在中国中医科学院图书馆设立全国唯一的行业古籍保护中心，影印抢救濒危珍本、孤本中医古籍1640余种；整理发布《中国中医古籍总目》；遴选351种孤本收入《中医古籍孤本大全》影印出版；开展了海外中医古籍目录调研和孤本回归工作，收集了11个国家和2个地区137个图书馆的240余种书目，基本摸清流失海外的中医古籍现状，确定国内失传的中医药古籍共有220种，复制出版海外所藏中医药古籍133种。2010年，国家财政部、国家中医药管理局设立"中医药古籍保护与利用能力建设项目"，资助整理400余种中医药古籍，并着眼于加强中医药古籍保护和研究机构建设，培养中医古籍整理研究的后备人才，全面提高中医药古籍保护与利用能力。

在此，国家中医药管理局成立了中医药古籍保护和利用专家组和项目办公室，专家组负责项目指导、咨询、质量把关，项目办公室负责实施过程的统筹协调。专家组成员对古籍整理研究具有丰富的经验，有的专家从事古籍整理研究长达70余年，深知中医药古籍整理研究的重要性、艰巨性与复杂性，履行职责认真务实。专家组从书目确定、版本选择、点校、注释等各方面，为项目实施提供了强有力的专业指导。老一辈专家的学术水平和智慧，是项目成功的重要保证。项目承担单位山东中医药大学、南京中医药大学、上海中医药大学、福建中医药大学、浙江省中医药研究院、陕西省中医药研究院、河南省中医药研究院、辽宁中医药大学、成都中医药大学及所在省市中医药管理部门精心组织，充分发挥区域间互补协作的优势，并得到承担项目出版工作的中国中医药出版社大力配合，全面推进中医药古籍保护与利用网络体系的构建和人才队伍建设，使一批有志于中医学术传承与古籍整理工作的人才凝聚在一起，研究队伍日益壮大，研究水平不断提高。

本着“抢救、保护、发掘、利用”的理念，该项目重点选择近60年未曾出版的重要古医籍，综合考虑所选古籍的保护价值、学术价值和实用价值。400余种中医药古籍涵盖了医经、基础理论、诊法、伤寒金匮、温病、本草、方书、内科、外科、女科、儿科、伤科、眼科、咽喉口齿、针灸推拿、养生、医案医话医论、医史、临证综合等门类，跨越唐、宋、金元、明以迄清末。全部古籍均按照项目办公室组织完成的行业标准《中医古籍整理规范》及《中医药古籍整理细则》进行整理校注，绝大多数中医药古籍是第一次校注出版，一批孤本、稿本、抄本更是首次整理面世。对一些重要学术问题的研究成果，则集中收录于各书的“校注说明”或“校注后记”中。

“既出书又出人”是本项目追求的目标。近年来，中医药古籍整理工作形势严峻，老一辈逐渐退出，新一代普遍存在整理研究古籍的经验不足、专业思想不坚定等问题，使中医古籍整理面临人才流失严重、青黄不接的局面。通过本项目实施，搭建平台，完善机制，培养队伍，提升能力，经过近5年的建设，锻炼了一批优秀人才，老中青三代齐聚一堂，有效地稳定了研究队伍，为中医药古籍整理工作的开展和中医文化与学术的传承提供必备的知识和人才储备。

本项目的实施与《中国古医籍整理丛书》的出版，对于加强中医药古籍文献研究队伍建设、建立古籍研究平台，提高古籍整理水平均具有积极的推动作用，对弘扬我国优秀传统文化，推进中医药继承创新，进一步发挥中医药服务民众的养生保健与防病治病作用将产生深远影响。

第九届、第十届全国人大常委会副委员长许嘉璐先生，国家卫生计生委副主任、国家中医药管理局局长、中华中医药学会会长王国强先生，我国著名医史文献专家、中国中医科学院马继兴先生在百忙之中为丛书作序，我们深表敬意和感谢。

由于参与校注整理工作的人员较多，水平不一，诸多方面尚未臻完善，希望专家、读者不吝赐教。

国家中医药管理局中医药古籍保护与利用能力建设项目办公室

二〇一四年十二月

许 序

“中医”之名立，迄今不逾百年，所以冠以“中”字者，以别于“洋”与“西”也。慎思之，明辨之，斯名之出，无奈耳，或亦时人不甘泯没而特标其犹在之举也。

前此，祖传医术（今世方称为“学”）绵延数千载，救民无数；华夏屡遭时疫，皆仰之以度困厄。中华民族之未如印第安遭染殖民者所携疾病而族灭者，中医之功也。

医兴则国兴，国强则医强。百年运衰，岂但国土肢解，五千年文明亦不得全，非遭泯灭，即蒙冤扭曲。西方医学以其捷便速效，始则为传教之利器，继则以“科学”之冕畅行于中华。中医虽为内外所夹击，斥之为蒙昧，为伪医，然四亿同胞衣食不保，得获西医之益者甚寡，中医犹为人民之所赖。虽然，中国医学日益陵替，乃不可免，势使之然也。呜呼！覆巢之下安有完卵?

嗣后，国家新生，中医旋即得以重振，与西医并举，探寻结合之路。今也，中华诸多文化，自民俗、礼仪、工艺、戏曲、历史、文学，以至伦理、信仰，皆渐复起，中国医学之兴乃属必然。

迄今中医犹为国家医疗系统之辅，城市尤甚。何哉？盖一则西医赖声、光、电技术而于20世纪发展极速，中医则难见其进。二则国人惊羡西医之“立竿见影”，遂以为其事事胜于中医。然西医已自觉将入绝境：其若干医法正负效应相若，甚或负远逾于正；研究医理者，渐知人乃一整体，心、身非如中世纪所认定为二对立物，且人体亦非宇宙之中心，仅为其一小单位，与宇宙万象万物息息相关。认识至此，其已向中国医学之理念“靠拢”矣，虽彼未必知中国医学何如也。唯其不知中国医理何如，纯由其实践而有所悟，益以证中国之认识人体不为伪，亦不为玄虚。然国人知此趋向者，几人？

国医欲再现宋明清高峰，成国中主流医学，则一须继承，一须创新。继承则必深研原典，激清汰浊，复吸纳西医及我藏、蒙、维、回、苗、彝诸民族医术之精华；创新之道，在于今之科技，既用其器，亦参照其道，反思己之医理，审问之，笃行之，深化之，普及之，于普及中认知人体及环境古今之异，以建成当代国医理论。欲达于斯境，或需百年欤？予恐西医既已醒悟，若加力吸收中医精粹，促中医西医深度结合，形成21世纪之新医学，届时“制高点”将在何方？国人于此转折之机，能不忧虑而奋力乎？

予所谓深研之原典，非指一二习见之书、千古权威之作；就医界整体言之，所传所承自应为医籍之全部。盖后世名医所著，乃其秉诸前人所述，总结终生行医用药经验所得，自当已成今世、后世之要籍。

盛世修典，信然。盖典籍得修，方可言传言承。虽前此50余载已启医籍整理、出版之役，惜旋即中辍。阅20载再兴整理、出版之潮，世所罕见之要籍千余部陆续问世，洋洋大观。

今复有“中医药古籍保护与利用能力建设”之工程，集九省市专家，历经五载，董理出版自唐迄清医籍，都400余种，凡中医之基础医理、伤寒、温病及各科诊治、医案医话、推拿本草，俱涵盖之。

嘻！璐既知此，能不胜其悦乎？汇集刻印医籍，自古有之，然孰与今世之盛且精也！自今而后，中国医家及患者，得览斯典，当于前人益敬而畏之矣。中华民族之屡经灾难而益蕃，乃至未来之永续，端赖之也，自今以往岂可不后出转精乎？典籍既蜂出矣，余则有望于来者。

谨序。

第九届、十届全国人大常委会副委员长

许嘉璐

二〇一四年冬

王 序

中医学是中华民族在长期生产生活实践中，在与疾病作斗争中逐步形成并不断丰富发展的医学科学，是中国古代科学的瑰宝，为中华民族的繁衍昌盛作出了巨大贡献，对世界文明进步产生了积极影响。时至今日，中医学作为我国医学的特色和重要医药卫生资源，与西医学相互补充、相互促进、协调发展，共同担负着维护和促进人民健康的任务，已成为我国医药卫生事业的重要特征和显著优势。

中医药古籍在存世的中华古籍中占有相当重要的比重，不仅是中医学术传承数千年最为重要的知识载体，也是中医为中华民族繁衍昌盛发挥重要作用的历史见证。中医药典籍不仅承载着中医的学术经验，而且蕴含着中华民族优秀的思想文化，凝聚着中华民族的聪明智慧，是祖先留给我们的宝贵物质财富和精神财富。加强对中医药古籍的保护与利用，既是中医学发展的需要，也是传承中华文化的迫切要求，更是历史赋予我们的责任。

2010 年，国家中医药管理局启动了中医药古籍保护与利用能力建设项目。这既是传承中医药的重要工程，也是弘扬优秀民族文化的重要举措，不仅能够全面推进中医药的有效继承和创新发展，为维护人民健康作出贡献，也能够彰显中华民族的璀璨文化，为实现中华民族伟大复兴的中国梦作出贡献。

相信这项工作一定能造福当今，嘉惠后世，福泽绵长。

国家卫生和计划生育委员会副主任

国家中医药管理局局长

中华中医药学会会长

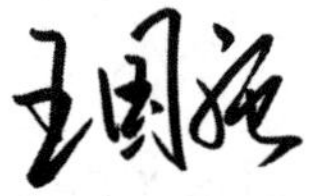

二〇一四年十二月

马序

新中国成立以来，党和国家高度重视中医药事业发展，重视古籍的保护、整理和研究工作。自1958年始，国务院先后成立了三届古籍整理出版规划小组，分别由齐燕铭、李一氓、匡亚明担任组长，主持制定了《整理和出版古籍十年规划（1962—1972）》《古籍整理出版规划（1982—1990）》《中国古籍整理出版十年规划和“八五”计划（1991—2000）》等，而第三次规划中医药古籍整理即纳入其中。1982年9月，卫生部下发《1982—1990年中医古籍整理出版规划》，1983年1月，中医古籍整理出版办公室正式成立，保证了中医古籍整理出版规划的实施。2002年2月，《国家古籍整理出版“十五”（2001—2005）重点规划》经新闻出版署和全国古籍整理出版规划领导小组批准，颁布实施。其后，又陆续制定了国家古籍整理出版“十一五”和“十二五”重点规划。国家财政多次立项支持中国中医科学院开展针对性中医药古籍抢救保护工作，文化部在中国中医科学院图书馆专门设立全国唯一的行业古籍保护中心，国家先后投入中医药古籍保护专项经费超过3000万元，影印抢救濒危珍、善、孤本中医古籍 1640 余种，开展了海外中医古籍目录调研和孤本回归工作。2010 年，国家财政部、国家中医药管理局安排国家公共卫生专项资金，设立了“中医药古籍保护与利用能力建设项目”，这是继 1982～1986 年第一批、第二批重要中医药古籍整理之后的又一次大规模古籍整理工程，重点整理新中国成立后未曾出版的重要古籍，目标是形成并普及规范的通行本、传世本。

为保证项目的顺利实施，项目组特别成立了专家组，承担咨询和技术指导，以及古籍出版之前的审定工作。专家组中的许多成员虽逾古稀之年，但老骥伏枥，孜孜不倦，不仅对项目进行宏观指导和质量把关，更重要的是通过古籍整理，以老带新，言传身教，培养一批中医药古籍整理研究的后备人才，促进了中医药古籍保护和研究机构建设，全面提升了我国中医药古籍保护与利用能力。

作为项目组顾问之一，我深感中医药古籍保护、抢救与整理工作的重要性和紧迫性，也深知传承中医药古籍整理经验任重而道远。令人欣慰的是，在项目实施过程中，我看到了老中青三代的紧密衔接，看到了大家的坚持和努力，看到了年轻一代的成长。相信中医药古籍整理工作的将来会越来越好，中医药学的发展会越来越好。

欣喜之余，以是为序。

中国中医科学院研究员

马继兴

二〇一四年十二月

校注说明

《医学集成》系清代医家刘仕廉纂辑。刘仕廉，字清臣，四川双流人。约生活于嘉庆至光绪年间。幼年学习诗文词赋，道光二十二年壬寅（1842）年突然罹患足痿，五年之间遍请名医，终属不效，于是细研医书，自疗而愈。从此尽弃儒学，专攻医术，临证颇多，见病亦广，疗效显著。刘氏晚年闭户著书，采取各家精华及生平素所应验，于同治十二年（1873）著《医学集成》。该书撰成后，又经同邑李培郁（馥垣），门人张文俨（望之）、李仲元（子乾），胞弟刘仕鹏（万里），季子刘永钟校录刊行。

全书四卷，卷一提絜大纲，卷二、卷三论述杂证，卷四附载医案、穴道及百误八法。该书可谓集作者历年治疗内、妇、儿、五官等科疾病的临证心得，而其中以对内科疾病的诊断和治疗为主，详论其发病机理、临床特征、常用方药、常灸穴位，书后附载特色医案。

本书现存版本十余种，形成了醉吟山房刻本系统、大生德号刻本、博文堂校刻本和益新书局石印本四个主要的版本种类。其中醉吟山房本刊印最早，保存完整，刻印较精，故本次整理以醉吟山房本为底本，以大生德号本（简称大德本）为主校本，以博文堂校刊本（简称博文本）、民国益新书局本（简称益新本）为参校本，以书中所涉医籍的通行本为他校本，以本书文字前后互证的方法作本校。

在本次整理中，还有以下问题说明：

1. 原书为繁体字、现改为正规简化字，并加现代标点。

2. 凡底本中字形属一般笔画之误，如日与曰、主与王、白与百、疸与疽、腕与脘，径改不出校。

3. 凡底本中的异体字、古字、避讳字、俗写字，径改不出校记。凡底本中的通假字，保留并出校。

4. 对原书中的个别冷僻字词加以注音解释。

5. 凡底本中的着重符，径删不出校。

6. 凡底本中表示文字位置的“右”“左”，一律径改为“上”“下”。

7. 在底本中，各卷目录分列于各卷之首，今将目录统一置于全书之首。在底本中各卷首目录与正文篇名有一定差异，本次整理统一按正文订正，所改内容不再逐一出校。

8. 在底本中，每卷前均有“双流刘清臣纂辑　同邑馥垣李培郁校正　胞弟万里刘仕鹏校阅　门人望之张文俨校录　门人子乾李仲元校刊　季男幼臣刘永钟校字”字样，今一并删去。

9. 在底本中，各卷后分别有“《医学集成》卷一终、《医学集成》卷二终、《医学集成》卷三终、《医学集成》卷四终”字样，今一并删去。

10. 在底本中，因版式需要将正文改为双行小字者，今按校本一律改同正文大字，不出校。

11. 为方便读者阅读，方名中的小字及各经穴定位处的小字一律径改同正文大字，不出校。

12. 在底本中，药名的讹字或不规范用字，径改不出校记，如“灵指”改为“灵脂”，“射香”改为“麝香”，“以仁”改为“苡仁”，“黄蓍”改为“黄耆”。药物别名保持原貌。

13. 据底本扉页记载，原有四幅大铜人图，今已无从考。相关内容可参阅本书益新本及《医宗金鉴》《针灸大成》。

自　叙

同治癸酉，廉年七秩①，追思少壮，不堪回首。幼奉先君命，学诗文词赋，延师课读，负笈从游，多历年所。道光丙申，先君辞世，抱歉多端，于是博览搜奇，无不学习。道光壬寅，陡患脚疾，寸步难移，延医调治，浪费多金，足不能动，手不能举，项强筋痛，骨瘦如豺。病经五载，医过百余，九死一生，幸留残喘。因而采买药书，遍查脚疾，见古书所立之方，与医家所用之药，舒筋除湿，一一用尽，终属不效。予从字样之从足者搜寻，忽于痿躄门中觅出五痿症来，遵法调理，始服丽参、银花以解前药；继服补中以益正气，手足头项俱能动摇；后服十全大补，去芎、苓，加附片、枸杞、巴戟、鹿茸，数剂而安。改剂为丸，万病俱失，行走如常。

呜呼！医道之废弛久矣。从此重开药肆，普集药书，细心考究，约计十年，始行问世。历遍朱门茅屋，临症颇②多，见病亦广，大小沉疴随治即效，然终不免为他人作嫁衣裳尔。因而退处田间，课子教孙。甫经两载，适有邑侯陈公芗墀来守双邑，幕友吴又香患失血，多医罔效，叠次来请，不得已而往焉。初见陈公，礼贤下士，有儒者风，言谈起居，隆礼相待。又香病愈，往来甚密，吟咏唱和，前后八载，已足生平之幸。而芗翁不没人长，每于谒大府、会同僚，遍为延誉，由此渭春中丞、廉生方伯及督藩臬道、各州府县，无不备至。随处所作病论，

① 秩：十年。

② 颇：原作“额”，据大德本改。

所立药方，所解药性甚夥①。陈芗墀劝刻于前，吴贯槎劝刻于后，皆各赠匾额，予终不敢刻。何也？予不安于小道，诚恐异日九泉难见双亲于地下，不以诗文词赋传，而以小道传，不独贻笑方家，其辜负②亲心也实甚。迩③年来门人欲梓，奈力瘁神疲，难为编辑。幸同邑尽先训导李君馥垣，熟于《灵枢》，精于法律，协同胞弟仕鹏，起而怜之，谓数十年功苦，岂忍一旦付之，于是力为较正。令三子永钟抄写，一载始成，并将大小铜人针灸，齐付梨枣④，以公同好。知我有人，罪我有人，予亦不稍为计及也已。

清臣自记

① 夥（huǒ 火）：多。
② 负：原作“质”，据大德本改。
③ 迩：近。
④ 梨枣：旧时刻版印书多用梨木或枣木，故以“梨枣”为书版的代称。

叙

天地有好生之德。人生天地间，不能体天地之心为心，纵有千驷①万钟②，历数十春秋，只与草木同朽，乌足道哉！乌足道哉！

吾邑清臣先生，隐君子也，聪明特出，倜傥不羁，文字皆工，而诗赋尤胜。昔从宿学宋西桥先生游，尝以大器期之，赴童军③前茅辄列。因患足疾，遂不复向名场角逐，一室咏歌，著有《醉吟诗草》。西桥先生见而悦之，曰：汝从此不死矣，诗才若此，可付枣梨，以公同好。诗板落成，复于闲居研究轩岐，书无不读，数十年来活人甚众。且先生以精明之质，抱潇洒之怀，儒学而为医学，一时缙绅④先生，咸耳其名。如中丞严渭春、方伯吴廉生、明府陈芗墀辈，常与公游，谈医理，讲文理，外拈韵赋诗，唱和为尤多焉。盖由先生才思敏捷，学问宏通，故诸公不但以名医目之，兼以名士称之也。晚年善病，闭户著书，采取各家精华及生平素所应验，手录成篇，欲传后世，用心诚苦，而救世良殷矣。癸酉秋闱⑤后，余锦里归来，先生出书见示。余捧读再三，窃见首卷提絜大纲，次、三胪陈⑥杂证，

---

① 千驷：四千匹马，言马多。

② 万钟：指丰富的粮食。钟，古量器名。

③ 童军：亦称童试，即科举时代参加科考的资格考试。

④ 缙绅：原意是插笏（古代朝会时官宦所执的手板，有事就写在上面，以备遗忘）于带，旧时官宦的装束，转用为官宦的代称。

⑤ 秋闱：又名“秋试”，是科举制度中乡试的借代性叫法，考期在秋季八月。

⑥ 胪陈：逐一陈述。

四卷附载医案、穴道及百误八法，切而不泛，简而不繁，诚后学津梁，入门路径也。

夫神农以后，著书立说不下数十百人，然其中短长互见，先生弃其短，取其长，掇百家之长，纂成斯集，温凉攻补，不执一偏，按证选方，足供实用。古云：太上立德，其次立功，其次立言。先生著此书，诚立言而树功德于无量者也。余有心斯道，恨未窥见一斑，恒亲炙光仪①，更端请教，先生口讲指画，层出不穷，知其底蕴深也。书成命序于余，爰缀俚言以为之首。

时同治十三年岁官甲戌清和既望香圃骆世馨撰

① 光仪：光彩的仪容。称人容貌的敬词，犹言尊颜。

凡　例

一是编之集，由博反约，由晦而显，使业医者开卷了然，斯无亥豕鲁鱼①之误。

一是编普集名家精粹，去繁就简，易于翻阅，随时考究，洞若观火，以免搜索之难。

一业医务从伤寒入手，辨明十二经络。每一经中皆有阴阳，无论在经在腑，一寒一热，一表一里，辨之不明，临症必误。

一业医务从大家入手，先讲六经法律，后明药性寒热。若徒读断简残编、抄本小说，髫年②学习，皓首模糊，以先入者为主也。

一法律订自前人，运用在乎自己。学者要有灵机，救人全凭活法。若胶柱鼓瑟③，万难奏效。

一古人立方，原有君臣佐使，配合无多，效如桴鼓④。或静中有动，动中有静，或阴中求阳，阳中求阴，必再三审慎，切勿杂凑成方。

一本草所载药品三千，常用不过三百。当于二三百中，考究五味五色，辨明寒热温平，更必详究真伪，斯运用乃见如神。

一药品无论贵贱，总以有精汁，有气味者为佳。切莫好奇，喜开别名，致药肆不知，胡乱称拣，误人性命。

---

① 亥豕鲁鱼：泛指书籍传写刊印中的文字错误。“亥”和“豕”、“鲁”和“鱼”篆文形似，以致引起误写错读。

② 髫年：幼年。

③ 胶柱鼓瑟：鼓瑟时胶住瑟上的弦柱。比喻拘泥成规，不知灵活变通。

④ 桴鼓：鼓槌与鼓。比喻相应迅速。

—药之灵应，不在贵贱；方之灵应，不在多寡。药求真实，方求对症。若用希奇难买之药，富者担延时日，贫者束手待毙矣。

—名家各有所长。有长于温补，长于攻下，长于清凉，长于和解，长于扶阳，长于养阴，长于补先天，长于培后天，长于女科，长于小儿，吾尽摘其长而录之。

—医理之说，深者见深，浅者见浅。自长沙后，医书叠出，各执一见，欲求全手，几无其人。学力富者少临症，临症多者无学力。少临症者，仗恃学力，妄拨前人；多临症者，胸无实据，捕风捉影。可知纸上空谈与糊乱瞎撞，二而一者也。

—是编每论一病，即载一方，或载数方，其美不胜收者付之补遗，以便观览。随载针灸穴道，以为外治之一助，至穴道必看铜人图方知。

—每一病名，标出纲领，使人知其大概，虽未究本穷源，道其巅末，亦可为学者立标准，作指南耳。

—《内经》云：得其要者，一言而备；不得其要，流散无穷。一言可备者，阴阳两字也。病之千头万绪，不外五脏六腑，而脏腑诸症，不外阴阳。后世妄立名色，舌有三十六，喉症七十二，疽有二十四，诸如此类，难以枚举，况此三者亦只分阴阳而已。

—古人疗疾，以望闻问切为要，后世舍去三者，仅以切脉为重，浪费笔墨，从浮沉迟数外画蛇添足，一病分几十脉，一脉分数十症，乱人心目，何不于望字添几十望，闻问添数十闻问耶？总之，《内经》以平人脉为准则，察其有余不足，再从四大脉探讨，斯得之矣。

—五脏六腑平和无病，今人自寻疾病，壮年喜服参、茸、桂、附及一切强筋壮阳之品，不知补一脏即损数脏，及至暮年，无药可服。

一精、气、神为人身至宝，得之则存，失之则危。根本一失，百病丛生，兼之嗜酒玩烟，恃情纵欲，何能益寿？比之于灯，油尽灯灭；方之于鱼，水涸鱼困。欲求长生者，须以饭食为大补良方，独宿为延年妙品。

一富贵之病难治，一经染患，日更数医，一清、二表、三攻、四补，任意胡为，以至轻者重，而重者危矣。贫苦之病易愈，延医难，取药更难，说病抓药，不日愈也。虽不尽然，大半如此。

一医生疗疾，务要品正行端，不可在此说彼，孀妇闺阁更宜谨慎。于诊脉后，论脉论症，系属何病，主用何药，法本何人，症即险危，从容告之，切勿乘人危险，妄取人财，以致声名败坏。

一病家延医，务要实心恭敬，未看病时，说病原由，不可令其猜病。东坡云：吾求愈病而已，岂以困医为哉！不知医为尔所困，尔之身更为医所困矣。延医者其知之。

一病家取药，莫惜银钱，务求上池灵品。若图便宜，七折八扣，亏人工本，药定难言。卖者射利①，买者损钱，而病者含冤受困矣。

一开药铺之家，务采上品药材，遵古炮制，情愿使人说我药贵，莫使人说我药假，此中造无限功德。若以假作真，误人性命，生人易欺，冥法难逭②。

---

① 射利：谋取财利。

② 逭（huàn 换）：逃避。

一人生有形之病可治，无形之疾难疗。如风寒暑湿，六欲七情，疮痍癣疥，皆有形之疾，医能施治。无形之疾，如不端品行，不顾声名，奸诈机谋，心术尽坏，酿成怪病，此无形之疾，医不能治。《书》① 云：自作孽，不可活。人须悔过迁善，百中可救二三，否则遗及后人，立见消亡，较传尸痨②为更毒。

一针灸之术，肇自岐伯，详于《灵枢》。针灸诸病，功成反掌，但神功妙术，自汉失传，精于穴道者，恒不数觏③，余尝感慨久矣。道光戊申，忽于杨子坚处得铜人图四幅，与《医宗金鉴》《针灸大成》无异，细心研究三十余年，凡遇疾病，施治即效，予特表而出之，为司命者指一准则云。

① 书：即《尚书》。

② 传尸痨：中医称肺痨。

③ 觏（gòu 够）：遇见，看见。

目　录

卷　一

卷　二

卷 三

卷　四

卷　一

发端统论①

上古之世，人心醇厚，世俗敦庞②，人俱寿享百余。由无靡丽纷华，摇夺三宝，所以元气流行，而无夭札之患。迨至末世，人心不古，世风日下，善气闭塞，恶气充盈，聚为刀兵，散为疫疠。刀兵也而加以凶荒，疫疠也而继以水火，人竟漠然不知也。上天本好生之德，神圣开方便之门，而忍群生受此灾厄耶，抑生民自造之孽，有令造物无权者也。当今之世，孝弟忠信不讲，礼义廉耻全无，读书者不端品行，力田者不顾子孙，以机巧为聪明，以刻薄为才智，恃势糊为，妄自尊大，安能挽颓风而延寿考。倘若存心改过，善无不为，而更能寡嗜欲以保精，减言语以保气，少思虑以保神，自见精神强健，何患不寿享期颐③。至若风雨不时，偶染疾病，选择诸方胪列于后，果能按经施治，对证立方，其活人济世无涯矣。谨此再跋。

阴阳诸论

阴阳之道，始于一，终于八。伏羲画之以开其渊源，

① 发端统论：此篇前有“跋”字，据文义及体例删。

② 敦庞：敦厚朴实。

③ 期颐：一百岁。

文王演之以神其变化。故一而二，阴阳判矣，则对待之数出焉。阴阳判，天地位矣，则主宰之理立焉。天地位，四时行而万物生，则知人之生生化化，惟此阴阳而已。所以卦有乾坤，人有男女，故曰：乾道成男，坤道成女。乾道成男，成于坎中之一，阳也，奇也；坤道成女，成于离中之二，阴也，偶也。此阴阳奇偶之道，诚生生不息之机也。

天地阴阳

天地有阴阳。日为太阳，月为少阴，此天之阴阳也。水为太阴，火为少阳，此地之阴阳也。是天非阴阳而无晦明，地非阴阳而无消长，天地非阴阳而失其清宁，万物非阴阳而无由生化。则知天地非阴阳，天地亦浑沦于无象之表；阴阳无天地，阴阳亦湮没于太极之中。此天地阴阳之道，诚万物生化之源也。

人身阴阳

人身有阴阳，即肾与命门所藏之真水真火是也。真水者，元阴也，以长以立，亦曰元精；真火者，元阳也，以生以化，亦曰元气。元精元气者，即人生化之元神也，生气通天，惟赖乎此，至阴阳立命之基。阴本于两肾，阳根于命门。两肾犹坎外之二，分于命门之外；命门犹坎中之一，介乎两肾之中。故道家谓之丹田，梁丘子[①]谓之子户，医者以精气含于内，谓之子宫。男女媾精，受命于中，谓之命，出入是门，谓之门，故曰命门。命门者，精气之宅，水火之家，诚先天北阙，后天祖基也。人身阴阳之道，学者所当究心也。

病有阴阳

病有阴阳。如畏热为阳，怯寒为阴；在表为阳，在里为阴；上病为阳，下病为阴；饮冷为阳，饮热为阴；好动为阳，好静为阴；喜明为阳，喜暗为阴；多言为阳，不语为阴；面赤为阳，面黯为阴；新病，朝急者阳邪盛，暮危者阴邪盛；久病，昼静者阳虚，夜安者阴虚。至阴中有阳，阳中有阴，尤当细察。

药有阴阳

药有阴阳，当知宜忌。桂、附、干姜、吴萸、枸杞、故纸、巴戟、鹿胶、苁蓉，阳药也，阳虚寒盛，六脉微迟者宜，阴虚脉大者忌之；生地、龟胶、白芍、女贞、丹皮、知、柏，阴药也，阴虚热盛，六脉洪数者宜，阳虚脉细者忌之。麻黄、桂枝、细辛、羌活、川芎、升麻，味辛性升，阳也，寒邪在表，内无烦渴，六脉浮紧者宜；热邪

① 梁丘子：即唐代人白履忠，时号梁丘子，博通文史，曾注《老子》及《黄庭内景经》，并著《三玄精辩论》。

在里，大烦大渴，六脉洪滑或细数而阴虚者忌之。大黄、芒硝、滑石、芩、连、石膏，味苦性降，阴也，热邪在里，烦渴，胀满，便结，六脉洪滑鼓指者宜；若口渴喜热饮，腹胀便不结，或衰老久病，脉微而阳虚者，虽有前证，尤宜忌之。半夏、生姜，止呕宜，阴虚失血者忌之。乌梅、地榆，止血宜，表邪未清者忌之。苍术、葛根，发表宜，呕吐者忌之。童便、当归，血分宜，便溏者忌之。香砂、枳壳，气滞者宜，气弱者忌之。柴胡、白芥、薄荷，入肝家，胁痛者宜，表虚汗出者忌之。药性阴阳，关系非小，投之一错，杀人反掌，可不畏哉。

阴虚证论

阴虚者，水亏其源。如口渴咽焦，引水自救；或躁扰狂越，欲卧泥中；或五心烦热，而消瘅骨蒸；或二便秘结，而溺如浆汁；或吐血衄血，咳嗽遗精；或斑黄无汗者，由津液之枯涸；或中风瘈[①]疭者，以精血之败伤：凡此皆无根之焰。有因火不归源，皆阴不足以配阳，病在阴中之水也。王太仆云：寒之不寒，是无水也。无水者，壮水之主，以制阳光。如六味、左归饮丸之类是也。

阳虚证论

阳虚者，火衰其本。火亏于下，则阳衰于上。或神气

① 瘈（chì 赤）：痉挛，抽搐。

昏沉，或动履[1]困倦，或头目眩晕而七窍偏废，咽喉哽噎而呕恶气短，皆上焦之阳虚也；有饮食不化而吞酸反胃，痞满膈塞而水泛为痰，皆中焦之阳虚也；有清浊不分而肠鸣滑泄，阳痿精寒而脐腹多痛，皆下焦之阳虚也。又或畏寒洒洒，火脏之阳虚，不能御寒也；肌肉臌胀，土脏之阳虚，不能制水也；拘挛痛痹，木脏之阳虚，不能营筋也；寒嗽虚喘，身凉自汗，金脏之阳虚，不能保肺也；精遗血泄，二便失禁，腰脊如折，筋疼骨痛，水脏之阳虚，精髓内竭也：凡此皆阳虚之证也。王太仆云：热之不热，是无火也。无火者，益火之源，以消阴翳。如八味、右归饮丸之类是也。

先天解说

两肾为先天之本，坎离寓焉。坎居左肾，坎中满，坎为中男，上下二爻为坤阴，中一爻为乾阳。坎为水，即先天真水，中一爻为阳，即先天真阳，阴中有阳，水中有火是也。离居右肾，离中虚，离为中女，上下二爻为乾阳，中一爻为坤阴。离为火，即先天真火，中一爻为阴，即先天真阴，阳中有阴，火中有水是也。修炼家谓龙从火里出，虎向水边生[2]，此也。

---

① 履：原作“屦”，据大德本改。

② 龙从……水边生：喻元神、元气。《重阳真人授丹阳二十四诀》：“丹阳又问：何者是龙虎？祖师答曰：神者是龙，气者是虎，是性命也。”

后天解说

后天脾胃，气血也，戊己也。戊为阳土，己为阴土。《捷径》云：刀圭足以延寿考，系道家隐语。戊字一丿，即刀字这一丿也；己字一𠃌，即刀字这一𠃌也，合而为刀。圭字两重土，即戊土、己土也，合而为圭，故曰刀圭。

丹田解说

脐下寸半为气海，一寸八分为丹田。沦沦浑浑，如露珠，如水泡，顺则成人，逆则成仙。保合太和[①]，长生不老。道家谓之婴儿，佛家谓之舍利子，医家谓之丹田。

五行生克

金木水火土为五行。金生水，水生木，木生火，火生土，土生金，为五行相生。金克木，木克土，土克水，水克火，火克金，为五行相克。

五脏六腑

心肝脾肺肾为五脏，胆胃小肠大肠膀胱三焦为六腑，合心包络为十二经。

---

① 保合太和：指保持人体自身以及人与自然的和谐。

脏腑表里

心与小肠为表里，心包络与三焦为表里，肝与胆为表里，脾与胃为表里，肺与大肠为表里，肾与膀胱为表里。

脏腑所属

心与小肠属火，心为丁火，小肠为丙火；肝与胆属木，肝为乙木，胆为甲木；脾与胃属土，脾为己土，胃为戊土；肺与大肠属金，肺为辛金，大肠为庚金；肾与膀胱属水，肾为癸水，膀胱为壬水。

足六经辨

太阳膀胱，阳明胃，少阳胆，太阴脾，少阴肾，厥阴肝。

手六经辨

太阳小肠，阳明大肠，少阳三焦，太阴肺，少阴心，厥阴心包络。

十二经络

手三阳从手至头，手三阴从脏至手，足三阳从头至足，足三阴从足至腹。太阳、少阴行身之后，阳明、太阴行身之前，少阳、厥阴行身之侧。足经脉长，遍络四体；手经脉短，统在六[1]经，故伤寒外感但言足经不言手经。

寸关尺解

以掌后高骨为关。从关至鱼际，得一寸，以寸名。从关至尺泽，得一尺，以尺名。以关为间隔，尺寸不得混为一家，合寸、关、尺为三部。

六部脉解

六部脉，候以寸、关、尺。左寸以候心，左关以候肝，左尺以候肾，右寸以候肺，右关以候脾，右尺以候命门。六部各有所属，究之精于六脉，分而不分，不分而分，斯得诀矣。

脉定至数

诊脉之初，先平自己呼吸，以己之呼吸，定他人之呼吸。人之脏腑不可见，于脉息见之。脉来四至为缓，即平人无病之脉。抛去此部，又考他部，从六部中考其太过不及，斯有权衡。权衡者，先看人之强弱，后考脉之虚实。千病万病，总不出阴阳表里虚实六字。再从六字细心探讨，则权衡定矣。

---

① 六：大德本作“足”。

脉定权衡

脉以缓字为权衡，缓字探得熟，能识诸症。探得浮沉迟数四大脉真处，则知缓字外即是病，或浮或沉，或迟或数，不必尽具。探得缓字在某部，即知某部无病，从病脉治之，权衡得矣。

浮沉统属崔氏

从肉上行者，为浮；从肉下行者，为沉。浮而无力，为濡；沉而无力，为弱。浮沉有力，中取无力，为芤。沉极至骨，为伏。浮极内空，为革。沉极内坚，为牢。浮中沉三部有力，为实；浮中沉三部无力，为虚。浮中沉三部无力，按之且小，似有似无，为微。浮中沉三部无力，按之且大，涣漫不收，为散。

迟数统属

三至为迟，六至为数，四至为缓。缓脉动时一止，为结。数脉动时一止，为促。结促之脉，动而中止，不能自还，为代。

滑涩统属

滑溜如珠，为滑；往来涩滞，为涩。状如弓弦，按之且劲，为弦；弹搏人手，为紧。来时应指而盛，去时减力而衰，为洪。细软如丝，为细。来去迢迢而长，为长；来去缩缩而短，为短。圆如豆粒，约约动摇不移，为动。

诸脉主病

浮为在表，沉为在里。濡为阳虚，弱为阴虚。芤为失血，伏为闭郁。革为伤精，牢为坚积。实为邪实，虚为正虚。微为阳惫，散为虚极。迟为脏寒，数为腑热。缓为无病，结为寒盛。促为热盛，代为气乏。滑为痰病，涩为血少。弦为水饮，紧为寒痛。洪为胀热，细为气少。长为气盛，短为气虚。动为痛热。

预卜生机

四时之脉，和缓为宗。和缓即有胃气，有胃气，脉即有神。方书以有力训之，不知有力即有神，有神即有胃气。久病新病，生机可卜。

表里解说

表里者，邪在躯壳为表，宜发散，麻桂柴胡汤之类。邪入脏腑为里。阴症，宜温热解散，理中四逆之类；阳症，宜清凉攻下，诸承气汤之类。如表用里药，里用表药，阴症用阴药，阳症用阳药，是诛伐无辜。

脉分阴阳

缓（脉平和）

迟（阴也）　数（阳也）

浮（阳也）　沉（阴也）

长（阳也）　短（阴也）

虚（阴也）　实（阳也）

微（阴也）　细（阴也）

紧（阳也）　散（阴也）　动（阳也）　代（阴也）

芤（阳中阴也）　革（阴也）　结（阴也）　促（阳也）

滑（阳中阴也）　涩（阴也）　洪（阳也）　伏（阴也）

弦（阳中阴也）　弱（阴也）　濡（阴也）　牢（阴中阳也）

五运所化

甲己化土，乙庚化金，丙辛化水，丁壬化木，戊癸化火。如甲己之岁，以土运统之，余皆准此。

六气分司

一岁之中，六气分司，各主六十日，谓之主气。一之气，自大寒至惊蛰，厥阴风木主之。二之气，自春分至立夏，少阴君火主之。三之气，自小满至小暑，少阳相火主之。四之气，自大暑至白露，太阴湿土主之。五之气，自秋分至立冬，阳明燥金主之。六之气，自小雪至小寒，太阳寒水主之。

司天在泉诀

司天主上半年六个月之令，在泉主下半年六个月之令。

子午年，少阴君火司天，阳明燥金在泉。卯酉年，阳明燥金司天，少阴君火在泉。辰戌年，太阳寒水司天，太阴湿土在泉。丑未年，太阴湿土司天，太阳寒水在泉。寅申年，少阳相火司天，厥阴风木在泉。巳亥年，厥阴风木司天，少阳相火在泉。

司天在泉歌

司天者天之气候也，在泉者地之气候也。

子午少阴君火天，阳明燥金应在泉。丑未太阴湿土上，太阳寒水从下迁。

寅申少阳相火旺，厥阴风木地中联。卯酉却与子午倒，辰戌巳亥亦皆然。

初气地左二天右，三为司天岁半周。四为天左五地右，终气在泉岁半后。

巳亥起厥阴，顺数到其年上，看是何字，即其年分之司天。前二位是初气，一位是二气，本位司天三气，后一位四气，后二位五气，后三位在泉是终气。

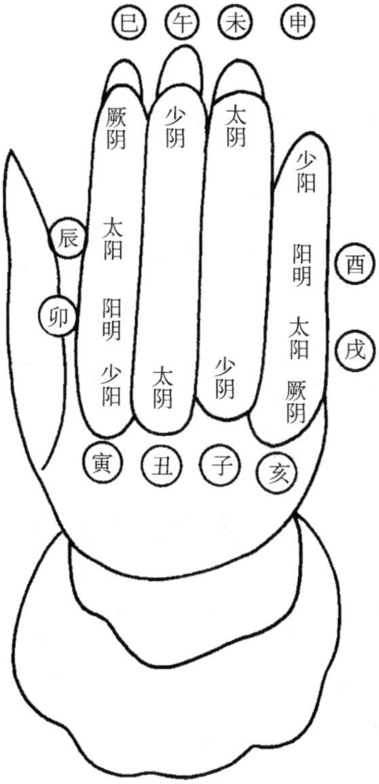

左掌图，熟记厥、少、太、少、阳、太六字，则六气尽矣。厥、少、太为三阴，少、阳、太为三阳。

其法以巳亥为始，即起厥阴司天，故于巳亥位起厥字，子午位为少字，丑位为太字，顺数到底，皆其年分之司天也。其余五气，循序可推矣。

值年用药

甲己之年丙作首，丙火生土，土喜干燥而恶水湿，药宜辛燥之品。

乙庚之岁戊为头，戊土生金，金喜清肃而恶火燥，药宜滋润之品。

丙辛之年从庚起，庚金生水，水喜温暖而恶寒凝，药宜温暖之品。

丁壬壬上癸顺流，癸水生木，木喜条达而恶抑郁，药宜挑达之品。

戊癸翻从甲寅求，甲木生火，火喜升发而恶湿郁，药宜清凉之品。

五行本体受病传为病

天地化生五行，五行各秉一脏，各得一气，各主一方，各司一令，各有所化，各有所害。东生风木，司春令，在人为肝，肝气不舒则病；南生热火，司夏令，在人为心，心气不舒则病；长夏生湿土，主四季，在人为脾，脾气不舒则病；西主燥金，司秋令，在人为肺，肺气不舒则病；北主寒水，司冬令，在人为肾，肾气不舒则病。此五行为病也。更有母病及子者，如金病移于肾；子病及母者，肾移病于肺。有妻病乘夫者，土病传于肝；夫病及妻者，肝病传于土。有相生而传者，如金传水，水传木，木传火，火传土，土传金；有相克而传者，金传木，木传土，土传水，水传火，火传金。学者其留意焉。

望闻问切杨氏

医不难治病，难于知病。欲知病，在望闻问切。不明望闻问切，何与神圣功巧？是不知病矣！不知病，焉能治病？夫望闻问切四字，医家入门之要领，临症之先着。苟不究此，如镜花水月，何由把捉，故辑此以为入门临证之助。

望色知顺逆

望者，望其气色，即知顺逆难易也。凡诸风掉眩，胁肋胀痛，及小儿①惊痫搐搦，肝病也。色青黄者顺，纯白者逆。脉弦缓者易，独涩者难。颠狂无伦，惊悸怔忡，及大汗如雨，心病也。色赤黄者顺，纯黑者逆。脉洪缓者易，独细者难。咳嗽喘急，胸膈胀满，肺病也。色黄白者顺，纯赤者逆。脉微缓者易，独大者难。遗精盗汗，骨蒸虚劳，肾病也。色苍黄者顺，纯黄者逆。脉沉缓者易，独紧者难。肿胀噎膈，呕吐吞酸，脾胃病也。色泽而黄者顺，纯青者逆。脉和缓者易，独弦者难。至平人无病，而面带青黑者，大灾将临，赤白者亦不免于小恙。此盖与得之偶然者辨，不与禀来之色同论也。

① 儿：原作“见”，据大德本改。

闻声知虚实

闻者，闻其声音，即知病之虚实生死也。

外感之证，在表者，其声壮厉，当参浮脉主治第二条，按四时散之，此开门逐贼法也。声音懒怯而微，当补而兼散。气虚，补阴益气煎；血虚，归柴饮；阴虚，一柴胡饮；阳虚，理阴煎加减。此养正除邪，云蒸雨化法也。腹胀膈塞，喘急痰壅，声壮而促，此邪正俱实，须分轻重治之。胀满，和胃饮；膈塞，神香散；喘急，苏子降气汤；痰壅，二陈汤。此从治法也。若证虽有余，其声微短，邪气实而正气虚也，治宜求本。胀满膈塞，理中汤、理阴煎；喘急痰壅，贞元饮、金水六君煎，兼服肾气丸。此逆治法也。

至于内伤劳损，头目眩晕及困惫垂危等证，其声前重而后微者，虚在肾，而精不化气也，当补肾。阳虚寒盛，右归饮、右归丸；阴虚热盛，左归饮、左归丸，补精以化气。其声初微而终显者，虚在肺，而气不生精也，当补肺，四君、六君、十全等汤，补气以生精。若声前后显然，中独微者，虚在脾，补中汤、寿脾煎，速救中气，使上以化气，下以生精。

至以声决生死，尤属易知。如发言初微而终复者生，始微而终绝者死；言一句而相连者生，一字一断者死；声微而清长者生，声壮而类禽畜者死。

问证知标本

一问寒热先后，即知寒热真假也。如寒在先，热在后，仍欲饮热，则知水极似火，格阳于外，真寒假热，是寒为本，热为标也，右归饮加泽泻凉服，则寒热均退矣；如热在先，寒在后，酷好饮冷，则知火极似水，格阴于外，真热假寒，是热为本，寒为标也，一阴煎加减，斯寒热悉除矣。

一问寒热有朝暮，以辨阴阳之虚实也。如朝不寒而夜寒，新病者，阴邪胜也，阴逢阴旺，所以夜急，理阴煎加麻黄，以温其寒；久病者，阳虚也，阳得阳助，所以朝轻，其证必兼四肢厥冷、脐腹寒痛，治宜八味丸培阳。若夜不热而朝热，暴病者，阳邪胜也，阳逢阳旺，所以昼甚，一柴胡饮加减，以散其热；久病者，阴虚也，阴遇阴扶，所以夜宁，其证必兼喘嗽烦躁，遗淋失血，治宜六味丸滋阴。

一问寒热有止作否。如止作无时，则知元气大虚，正不胜邪，宜八珍、十全，峻补气血，左归、右归，力培阴阳。

一问寒热初起，内无积滞便结，外有六经形证，此伤寒之寒热也，当阅伤寒门，并浮脉主治第二条。又或表证悉具，身无痛楚，此食积之寒热也，当阅浮脉主治第三条。

二问汗，问有汗无汗也。夫无汗为表实，有汗为表虚，人所共知也。若寒从中生，阴为阳拂，脉沉疾，头身痛，此寒凝于中，未及于表，或见汗出，皆浮阳蒸化之汗，非实邪汗也，所以汗出而寒热不解，是岂有汗者尽为表虚乎？宜理阴煎大加麻黄，温中解表，汗从阴达，邪自散矣。又如外感风寒，屡经发汗，汗竟不出，非表实也，乃里虚也。血虚热渴，归柴饮加葛根；无热渴，理阴煎加麻黄；气虚兼寒，大温中饮补散兼施，随汗随愈。至大汗如雨，气血脱也，八珍汤去川芎，倍参、归、术。如梦醒俱汗，自汗也，梦有汗，醒无汗，盗汗也，均以一阴煎加山药、枣皮、当归、枣仁、五味，补之敛之。如血从毛孔出，血汗也，乃血为火逼，当归六黄汤极效。

三问头痛，问其新久及朝夕止作也。如暴病头痛，竟无休息，外感头痛也，宜用辛散。止作有时，内伤头痛也，当辨阴阳。朝痛夜止，阴虚也，治宜滋阴；夜痛朝止，阳虚也，治宜培阳。至痰厥偏正头风，当于头痛门参治。

三问身痛之病有三：如暴病身痛，兼头痛发热，此风寒袭于经络，当按四时审虚实散之；如无别病，而独言身痛，此血不营经也，独归酒兼服大营煎加附子；如遇阴雨而痛，此湿痛也，五苓散加苍术、羌活、芎、归。

四问二便。如大便溏泄，小便清长，但脉微弱，即见胀满，慎勿攻伐，惟以温补脾肾为主，理脾涤饮加故纸、胡巴。如大便闭结，小水短赤，证见诸火诸胀，而六脉洪弦，火加减一阴煎，胀大和中饮。

五问饮食好恶多寡及化与不化也。初病，好冷恶热，此热邪在里，法当清利；纯好热饮，此寒邪在里，法当温中。善食不化，胃强脾弱也，寿脾煎；知饥而食不下，脾强胃弱也，温胃饮；善食易饥，脾热也，一阴煎倍白芍；恶食兼胀，食积也，平胃散或枳术丸。

六问胸宽与不宽，即知气化与不化也。如杂证初起，胸膈胀痛，肝郁气结也，舒肝饮；久病者，理阴煎加茯苓、白芥。若伤寒汗下后，四肢热减，惟胸热如火，元麦饮或陷胸汤；如热而兼胀，大便仍结，大柴胡汤。至久病胸膈不宽，必因脾虚不能化气，理脾涤饮。凡治诸证，方中必兼理脾，脾健则气化，气化则胸自宽矣。

七问耳聋。如初伤风寒而聋，寒在少阳经也，小柴胡汤。如无病而聋，气闭窍也，六郁汤加归、芎、柴、辛、菖蒲。至久病耳聋，必属肾虚，阴虚左归丸，阳虚右归丸，俱兼服聪明益气汤。凡诸病兼耳聋，随治渐闻者顺；若全不应，或绝无闻，此精脱之症，不可救矣。

八问渴与不渴，即知里证之寒热也。凡大渴恣饮冷水，而又腹坚便结，脉实气壮，此阳证也，当大凉大下。若口渴仍喜热饮，此中寒津竭也，法当温中加生津药。如渴不欲饮，此真阴亏而津液涸，乃口干，非渴也，六味汤、左归饮以壮水。亦有真阴虚而阳邪盛，口亦干渴炎燥，右归饮加人参、泽泻，凉服。或间进冷水，此引火归元，从阴引阳之法也。

切脉要法

凡诊脉，男左女右，病人仰手，医者覆手，凝神指下，慎勿他思。先以中指按病人大指三寸后高骨起处，是为关脉。讨定关脉，方下前后二指，前为寸，后为尺，是为三部。人长指宜疏排，人矮指宜密排。先以三指各轻于皮肤上候之，谓之浮取；略重于肌肉间候之，谓之中取；极力于筋骨下候之，谓之沉取。前指于寸部三候，中指于关部三候，后指于尺部三候，三三合九，是为九候。九候之中，以寸部候上焦病，关部候中焦病，尺部候下焦病，浮取以候表，沉取以候里，中取以候胃气。各脏各腑，逐一推求，则阴阳表里寒热虚实自了然于三指下矣。

脉义总论

脉者血气之神，邪正之鉴也。有诸内必形诸外，故血气盛者脉必盛，血气衰者脉必衰。无病者脉必正，有病者脉必乖。病虽万变不常，总以表里寒热虚实六字尽之。然六者之中，又惟虚实二字为最要。盖表里寒热，无不皆有虚实。既知表里寒热，而复能以虚实二字决之，则千病万病，可一以贯矣。且治病之法，无逾攻补，用攻用补，无逾虚实。欲察虚实，无逾脉息。虽脉有二十四名，主病各异，然一脉能兼诸病，而诸病之多，不出于表里寒热。盖表里寒热，悉出于脉之浮沉迟数。然浮沉迟数之纲领，惟在虚实。虚实真，则标本阴阳，万无一失。倘脉有疑似，又必兼证兼理，以测其孰主孰客，孰缓孰急，能知本末先后，即神之至也已。

六脉真辨

脉法所言，浮为表，沉为里，迟为寒，数为热，微细为虚，弦强为实，是故然矣。然疑似中尤有真辨，不可不察。如浮虽属表，而凡阴虚血少，中气亏损，脉必浮而无力，是浮不可概言表。沉虽属里，而凡表邪初感，寒束皮毛，脉不能达，脉必沉紧，是沉不可概言里。迟虽为寒，凡伤寒初退，余热未清，脉多迟滑，是迟不可概言寒。数虽为热，而真热者未必数。凡虚损之证，阴阳俱困，气血张皇[1]，虚甚者数必甚，是数不可概言热。虚与微细相类，凡痛极气闭，营卫壅滞不通，脉必伏匿，是伏不可概言虚。实与弦强相类，而真阴胃气大亏及阴阳关格等证，脉必豁大而弦强，是强不可概言实。凡此六脉，临证者必反覆推求，庶无误矣。

浮脉体状

浮脉为阳，轻取有余，重按不足，如捻葱叶，如水漂

---

① 张皇：势盛貌。

木，洪、大、芤、革，皆统于此。

主病凡八证

浮脉为中气虚，为阴不足，为风，为暑，为胀满，为不食，为表热，为喘急。

主治凡七条

浮大为伤风。其证恶风，自汗，面光，头身痛，发热，鼻塞，风伤太阳经也，宜桂枝汤。汗多不已，外无表证，玉屏风散。

浮紧为伤寒。其证恶寒，无汗，面惨，头身痛，腰脊强，通体发热，寒伤太阳经也。春秋，九味羌活汤；夏，正柴胡饮；冬，麻黄汤。若衰老虚弱，而伤风伤寒，难于用散，轻以理阴煎，重以大温中饮。

浮滑为宿食。其证口渴，胀滞，嗳气如败卵，亦作头痛发热，但以身不痛，脉不紧与伤寒异，宜加味调中饮。兼呕和胃饮，不呕平胃散，俱加神曲、麦芽、山楂；蛋积，加淡豆豉；胀甚，加枳实。

浮缓为湿滞。其证恶湿，体重，面垢，首如蒙物，身足肿，小便短。衰老者，胃苓汤治标，肾气丸治本；少壮者，廓清饮治标，苍术丸治本。

浮芤为失血。其证吐血，衄血，溺血，便血。如血在上，而寸口洪滑，血热而逆也，一阴煎治标，六味丸治本；血在下，而尺脉洪滑，血热走而不守也，保阴煎治标，阴八味治本。凡上下失血，六脉浮细无力，理阴煎去桂，或五阴煎、寿脾煎，以调心脾；左归丸去龟胶，以培真阴；兼服瑞莲丸，以补脾土。

浮数为风热。其证目赤肿痛，或肤痒发疹。俱以八味逍遥散倍归、芍，加荆、防、薄荷、黄芩治标，六味丸治本。

浮洪为狂躁。其证欲狂不狂，似呆非呆，言语无伦，坐卧不宁。服蛮煎或二阴煎治标，六味丸加紫河车末四两，菖蒲、犀角、远志各二两，治本。

沉脉体状

沉脉为阴，轻取不见，重按乃得，如石在水，如鲤卧沙，细小、隐伏、反关，皆统于此。

主病凡十证

沉脉为寒，为水，为气，为郁，为停饮，为癥瘕，为胀实，为厥逆，为洞泄，为阳郁之候。

主治凡六条

沉细为少气。其证不思饮食，或食不化，或吐冷饮，宜附子理中汤。兼腰膝痛，大营煎加减。

沉迟为痼冷。其证厥冷精寒，甚者唇青爪黑，舌卷囊缩，宜回阳饮或右归饮。

沉滑为宿食。壮者平胃散、理气丸，弱者温胃饮、枳术丸。兼肩背痛，手战不能举箸，伏痰在脾也，二陈汤治标，茯苓丸治本。

沉伏为霍乱。其证腹痛吐泻，或泻而不吐，或吐而不泻。壮者藿香正气散，弱者和胃饮，手足冷理中汤或理阴煎，俱加附子。

沉数为内热。其证便闭，便血，为淋，为崩。如下见血，保阴煎。上见火，目赤咽痛，抽薪饮。胃火上冲，呃逆不止，安胃饮。烦热，口渴，牙痛，失血，玉女煎。

沉紧为心腹小肠痛。心腹痛，手拈散。小腹痛，暖肝煎。兼寒热头痛，五积散。

按：沉虽属里，倘暴病脉见沉紧而数，又见头身痛，发热，乃寒邪初感，阳为阴蔽，即俗云寒包火也，宜温中发散，慎勿施以凉剂，致邪气凝结。

迟脉体状

迟脉为阴，象为不及，往来迟慢，一息三至。缓、涩、代、结，皆统于此。

主病凡八证

迟脉为寒，为虚，为噎膈，为中满，为洞泄，为带浊，为精不固，为阴盛阳亏。

主治凡六条

迟浮为里气虚。其证必内寒，不思食，或呕恶倦怠，宜温胃饮或理脾涤饮。

迟沉为表气虚。其证必恶寒，面青，肌冷，宜十全大补汤。

迟在两寸，为气不化精，四君子汤。兼上气微滞有痰，六君子汤。

迟在两尺，为精不化气，补阴益气煎，兼右归丸加参。

迟而滑大，主风痰顽痹。四物合二陈，加竹沥、姜汁，使血行风自灭，风灭痰自消矣。

迟而细小，乃真阳亏弱，为诸寒之证。如寒在脾肾，冷泻冷痢，胃关煎，兼服九气丹。寒在脾胃，食而不化，胀满，吞酸，呕吐，理脾涤饮。寒在三阴，足膝冷痛，大营煎，兼三气饮，浸酒饮之。

按：脉来迟慢，总由元气不足，不可用清凉攻击，惟以右归丸大加人参为主。

数脉体状

数脉属阳，象为太过，一息六至，往来越度。急、疾、紧、促，皆统于此。

主病凡七证

数脉为寒热，为虚劳，为痈疡。滑数洪数者多热，涩数细数者多寒，暴数者多外邪，久数者多虚损。

主治凡六条

寒邪初感，脉紧数，当于浮脉主治第二条，参四时虚实治之。

虚损之脉有数者，有阴有阳。阳虚者，数而无力，或兼细小，其证必见虚寒，或外热如火，而内不喜冷饮，大便亦无燥结，此真寒假热，格阳证也。右归饮加泽泻，凉服，以取纳气归肾，从阴引阳之义也。又如口舌糜腐，龈烂喉痹，六脉细数，镇阴煎，凉服，亦同其义。阴虚者，数而弦滑，其证必多烦热，或咳嗽失血，或自汗盗汗，或虚热往来，或眼昏耳聋。如兼小水赤涩，六味丸；无赤涩，左归饮、左归丸，兼服瑞莲丸，以补脾肾。苟以数为热，而用知、柏、生地、二冬，必至脾泄而危矣。

疟疾之脉有数者，其证若止作俱数，而兼弦滑，此肝邪乘脾土，有痰有食也，平胃散合二陈汤，倍加柴胡，少加青皮、草果、槟榔，或追疟饮。若止后不数、不弦、不滑，牛膝煎或何人饮。

痢疾之脉有数者，有寒、有热、有虚、有实。若烦渴身热，小水短赤，少腹胀痛，而里急后重，年力强壮，而形气有余，其脉数而洪滑有力，方为真实热，宜凉，宜下，先进百顺丸，次用痛痢饮，随进归芍饮，后服胃关煎。如痢初起，并日久不愈，脉数而弦涩细弱，慎勿攻之。初起而少壮者佐关煎，日久而衰老者胃关煎，俱间服吴茱萸丸。有胀滞而小水赤涩，兼服胃苓汤。

痈疡之脉有数者，其证身不热而恶寒，饮食如常，或身热而得汗不解，痈疡之候也，服仙方活命饮。如高肿热痛，阳证也，服济阴汤，敷抑阳散；散漫而皮色不变，痛亦不甚，阴证也，服回阳汤，敷抑阴散；似肿非肿，半阴半阳证也，服冲和汤，敷阴阳散。凡诸痈疽，不问阴阳，总以隔蒜多灸为上，溃后服八珍、十全。

胎孕之脉有数者，乃冲任气阻，所以脉数，本非火也，当分强弱寒热，不得概指为火，而以黄芩为圣药。如孕妇素虚，本无所因，而腰胀腹痛见血，胎有不安，此冲任失守，胎元饮常服。因多怒多思，致肝脾多火多滞，惯常堕胎，两关洪实，固胎煎。果因胎气内热，脉见洪实，胎不安者，凉胎饮。

按：数脉诸证，凡邪盛者多数脉，虚甚者尤多数脉，则其是热非热，从可知矣。

虚脉体状

虚脉举按似有，无力无神，正气虚也。欲辨阴阳气血，须分迟、数、浮、沉。凡微、濡、迟、涩，皆统于此。

主病凡四证

浮而无力，为血虚。沉而无力，为气虚。迟而无力，为阳虚。数而无力，为阴虚。六脉无力，为诸虚。按：至骨而无，谓之无力。

实脉体状

实脉举按皆弦，鼓动有力，邪气实也。欲明表里寒热，须辨浮、沉、弦、滑。凡洪、大、紧、促，皆统于此。

主病凡七证

浮大有力，为发热，为痈毒。沉实有力，为胀满，为闭结，为癥瘕。洪滑有力，为实热、火邪。沉弦有力，为痛滞、寒邪。按：至骨而见，谓之有力。

望闻问切　群方备载

补阴益气煎　人参　熟地　山药　当归　陈皮　升麻　柴胡　甘草　生姜

归柴饮　当归　柴胡　炙草　生姜

一方有荆芥、白芍。

一柴胡饮　柴胡　黄芩　白芍　生地　陈皮　甘草

理阴煎　熟地　当归　炮姜　肉桂　炙草

和胃饮　陈皮　厚朴　炮姜　炙草

神香散　丁香　白蔻砂仁亦可

等分为末，姜汤下。

苏子降气汤　苏子　半夏　前胡　厚朴　橘红　当归　肉桂　炙草

姜引。

二陈汤　陈皮　半夏　茯苓　甘草

姜枣[1]引。

理中汤　人参　焦术　炮姜　炙草

贞元饮　熟地　当归　炙草

金水六君煎　当归　熟地　陈皮　半夏　茯苓　甘草　生姜

胡桃引。

金匮肾气丸　熟地　枣皮　淮山　丹皮　泽泻　桂　附　前仁　牛膝　茯苓

右归饮　熟地　淮山　枸杞　杜仲　枣皮　肉桂　附子　炙草

右归丸　熟地　淮山　枸杞　枣皮　菟丝　鹿胶　杜归　桂　附

左归饮　熟地　淮山　枸杞　枣皮　茯苓　甘草

左归丸　熟地　淮山　枸杞　枣皮　菟丝　龟胶　鹿胶　牛膝

四六君子汤　参　术　苓　草

姜枣引。

加陈皮、半夏，名六君子汤。

十全大补汤　参　术　苓　草　地　归　芎　芍

加[2]黄耆、肉桂。

补中益气汤　人参　黄芪　焦术　当归　陈皮　升麻

① 枣：《太平惠民和剂局方》作“乌梅”。
② 加：大德本、博文本、益新本均无此字。

柴胡　炙草　姜　枣

寿脾煎　焦术　当归　淮山　莲米　人参　远志　炮姜　枣仁　炙草

一阴煎　生地　熟地　白芍　麦冬　丹参　牛膝　甘草

六八味丸　熟地　枣皮　淮　苓　丹　泽

加桂、附，名阳八味；加知、柏，名阴八味。

八珍汤　参　术　苓　草　芎　归　地　芍

大温中饮　熟地　当归　人参　焦术　柴胡　麻黄　桂　姜　炙草

当归六黄汤　当归　黄芪　生地　熟地　黄连　黄芩　黄柏

独归酒　当归三两，泡酒

加桂枝、独活、乳没香，常服。

大营煎　熟地　当归　枸杞　杜仲　牛膝　肉桂　炙草

五苓散　猪苓　茯苓　泽泻　焦术　肉桂

理脾涤饮　黄耆　焦术　砂仁　半夏　白蔻　炮姜

加减一阴煎　生地　熟地　白芍　麦冬　知母　骨皮　甘草

大和中饮　陈皮　枳实　砂仁　厚朴　南楂　麦芽　泽泻

温胃饮　人参　焦术　扁豆　陈皮　炮姜　当归

甘草

平胃散　苍术　厚朴　陈皮　甘草

姜枣引。

枳术丸　焦术二两　枳实一两

荷叶包饭，烧去荷叶为末。

舒肝饮　炒芍　当归　柴胡　白芥　莱菔　丹皮　炒栀　枳壳　桂心

元麦饮　元参　麦冬各三两　.

阳强不倒，加肉桂。

大小陷胸汤　大陷胸　硝　黄　甘遂

小陷胸　半夏　黄连　瓜蒌

大柴胡汤　柴胡　半夏　黄芩　赤芍　枳实　大黄

姜枣引。

小柴胡汤　柴胡　半夏　黄芩　人参　甘草

姜枣引。

六郁汤　香附　苍术　川芎　炒栀　神曲　半夏

聪明益气汤　黄芪　人参　焦术　当归　橘红　升柴　防　菖　荆芥　草

桂枝汤　桂枝　白芍　甘草　生姜　大枣

玉屏风散　焦术　黄芪　防风

桑叶引。

九味羌活汤　羌　防　芎　芷　生地　黄芩　苍术　细辛　甘草

姜枣引。

正柴胡饮 柴胡 防风 陈皮 白芍 甘草

生姜引。

麻黄汤 麻黄 杏仁 桂枝 甘草

一方加姜、葱、豆豉。

加味调中饮 二术 枳 朴 陈皮 神曲 山楂 草果 黄连 姜 草

胃苓汤 焦术 茯苓 猪苓 泽泻 陈皮 厚朴 苍术 肉桂 甘草

廓清饮 枳壳 厚朴 腹毛 白芥 莱菔 茯苓 泽泻 陈皮

苍术丸 茅苍术 炒芍 故纸 厚朴 茯苓 小茴 川椒 炙草

保阴煎 二地 白芍 淮山 黄芩 黄柏 续断 甘草

五阴煎 熟地 淮山 扁豆 人参 白芍 焦术 茯苓 五味 炙草

瑞莲丸 焦术 莲米 芡实 淮山 扁豆 广皮 白蔻 百合 姜 甘草

逍遥丸 焦术 柴胡 当归 白芍 茯苓 炙草 丹皮 炒栀

服蛮煎 生地 白芍 麦冬 茯神 陈皮 木通 知母 石斛 丹皮 菖蒲

二阴煎 生地 麦冬 元参 木通 黄连 茯苓 枣

仁　甘草

回阳饮　人参　附片　炮姜　甘草

理气丸　焦术　陈　朴　麦芽　半夏　槟　曲　枳实[①]　南星　木香　茯苓　草

茯苓丸　茯苓　半夏　枳壳　风化硝

藿香正气散　藿香　紫苏　桔梗　苓　夏　朴　陈　焦术　腹毛　芷　草　姜　枣

抽薪饮　黄芩　石斛　木通　炒栀　黄柏　枳壳　泽泻　甘草

安胃饮　陈皮　南楂　麦芽　木通　泽泻　黄芩　石斛

玉女煎　石膏　熟地　麦冬　知母　牛膝

手拈散　元胡　灵脂　草果　没药

暖肝煎　当归　枸杞　茯苓　小茴　肉桂　台乌　沉香　生姜

五积散　苍　朴　姜　桂　麻黄　陈皮　枳壳　芎　芷　参　芍　桔梗　苓　草　归　夏

胃关煎　熟地　淮山　扁豆　炮姜　焦术　吴萸　炙草

九气饮　熟地　姜　附　肉蔻　吴萸　补骨脂　荜茇　五味　炙草

---

① 实：原作“草”，据大德本改。

三气饮　熟地　当归　桂　附　苓　芍　枸杞　杜仲　细辛　牛膝　芷　草

镇阴煎　熟地　牛膝　肉桂　附子　泽泻　炙草

呕，加姜；虚，加参。

追疟饮　首乌　当归　柴胡　青皮　陈皮　半夏　甘草

牛膝煎　牛膝　当归　陈皮

酒泡一夕，煎。

何人饮　首乌　人参　当归　陈皮　煨姜

百顺丸　大黄一斤　牙皂一两六钱

为丸，如绿大。

痛痢饮　归尾　白芍　黄连　枳壳　木香　莱菔　甘草

归芍饮　白芍　当归　莱菔　枳壳　槟榔　甘草

佐关煎　厚朴　陈皮　淮山　扁豆　猪苓　泽泻　干姜　肉桂　甘草

吴茱萸丸　吴萸　焦术　肉桂　炮姜　神曲　川椒

仙方活命饮　归尾　赤芍　山甲　银花　乳没香　防芷　粉[1]　贝　皂刺　草

济阴汤　银花　连翘　黄芩　黄连　炒栀　丹皮　白芍　甘草

---

① 粉：即天花粉。

抑阳散 花粉 姜黄 白芷 赤芍

为末，茶调敷。

抑阴散 草乌 南星 赤芍 白芷 肉桂

为末，葱酒调敷。

回阳汤 参 芪 归 术 陈皮 柴胡 升麻 附片 炮姜 炙草

冲和汤 参 芪 归 术 芎 芷 苓 草 乳香 没药 陈皮 皂刺 银花

阴阳散 紫荆皮 独活 赤芍 白芷 菖蒲

为末，葱酒调敷。

胎元饮 人参 焦术 熟地 当归 白芍 杜仲 陈皮 炙草

固胎煎 当归 焦术 阿胶 白芍 黄芩 砂仁 陈皮

凉胎饮 当归 白芍 石斛 枳壳 生地 黄芩 茯苓 甘草

余批《景岳》

《景岳》一书，每症引经义，有论症论治，述古辨古之详而又断以己见，从不因人成事，令人有所适从。此医中之名家，犹诗中之李杜也。近世不知公，谓偏于温补，不知公殆长于温补者也，公更长于补阴，以了千古未完公案。盖天地之道，一阴一阳，并行不悖者也，乃方书所载补阳之方极多，而补阴者，自长沙地黄汤外，别无良方，亦千古大缺陷也。景岳制左右归饮，以补六味八味之不及；制理阴煎以配理中汤；制金水六君煎，以配六君子汤；制补阴益气煎，以配补中益气汤；又制一二阴等煎，以治阴虚有火者。于是阴阳配合，而患阴虚一症者，始有良方调治，而无偏胜之虞。此实千古大功臣也。因书未经人批，故特表而出之。

或问余曰：景岳重阴分，丹溪亦重阴分，景岳之不足丹溪，何也？余曰：景岳之所重阴分者，阴中之阳也，故用药温。温主春夏生长之气，地黄、枸杞、当归之属是也。即阴虚有火，亦不过用甘凉甘平之品，如生地、麦冬、酒芍之类是也。丹溪之所重阴分者，阴中之至阴也，故用药寒。寒主秋冬肃杀之气，黄柏、知母之属是也。此不可不辨。

古今医道，至景岳始全，何也？天地间有阳即有阴，二者原并行不悖。古人著方，多在阳分，而阴分中之称尽善者，自长沙肾气丸外，方不多见，亦千古遗憾。况今人病阴虚者，十居七八，而其中之补阳者，十居八九。燥润相反，阴阳误治，如此杀人，而人罔觉，良可悲也。自景岳出，诚有见于水为天一之源，肾为先天之本，精能化气，阴阳互根之理，而治病制方，多重阴分，以补千古不及，观补阵一类，可以见矣。

入门看病

病人攒眉呻吟，头痛也；坐而扭身，腹痛也；以手按心，中脘痛也；坐而身俯[1]，腰痛也；护腹如怀卵物，心痛也；摇头以手扪腮，齿痛也。坐而伏者，短气也。吁叹者，郁结也。言迟者，风也。行迟者，痹也。喉中漉漉有声，痰也。问之不答，聋也。问之懒答，或点头者，气虚也[2]。鼻塞声重，伤风也。口鼻气粗，外感也。口鼻气微，内伤也。又手摸心，闭目不言，心虚怔忡也。不此之察，猥[3]云据脉定证，真欺人之语也，识者再三留意焉。

治病要诀

邪之伤人，先中于表，渐入于里。病初在表，须汗之散之，使不传经入里，则病易愈。若表邪未尽，而遽下之，外邪乘虚而入，或误补之，内邪壅闭不出，变成坏症极多。

治病务分老幼强弱、新病久病、富贵贫苦几等看法，药亦几等用法。

经曰：善治者，先治皮毛，次治肌肤，其次治筋脉，其次治六腑，其次治五脏。

---

① 俯：原作“腑”，据大德本改。

② 或点头者气虚也：大德本、博文本、益新本均作“或点头，中气虚也。”

③ 猥：苟且，马虎。

伤寒伤风辨

伤寒无汗，伤风有汗；伤寒无涕，伤风有涕；伤寒脉紧，伤风脉缓；伤寒怕寒，伤风怕风；伤寒郁而后热，伤风即能发热；伤寒手足微冷，伤风手足皆温。又曰：寒胜则痛，风胜必肿。

舌辨阴阳水枯三证

阴证舌黑，为少阴中寒，真阳遭其埋没，不能薰腾津液，以致舌胎干黑，芒刺满口，法当驱阴救阳，阳回则津回，方用芪、术、砂、半、姜、附、故纸、肉桂。其证必目瞑嗜卧，声低息短，少气懒言，身重恶寒，此辨阴症十六字诀。

阳证舌黑，为阳明火旺，烁干津液，以致舌胎干黑，芒刺满口，法当驱阳救阴，阴回则津回，方用白虎、承气诸法，斟酌选用。其证必张目不眠，声音响亮，口臭气粗，身轻恶热，此辨阳症十六字诀。

阴阳证外有水枯一证，不得其法，无由分认。舌胎灰黑，间生芒刺，动生津液，常喜茶水，饮之不多，此为真水枯竭，饮水自救，法宜六味地黄汤或八仙长寿丸。

伤寒瘟疫受病不同辨

伤寒受病，由皮肤而得，风寒外感，自气分传入血分。瘟疫受病，由口鼻而入，邪热内伏，自血分发出气分。一表一里，一寒一热，判若霄壤。

伤寒瘟疫脉息不同辨

伤寒初起，左手脉盛于右手，或浮而紧，自是风寒外感，必传入三阴，然后脉沉。

瘟疫初起，右手脉盛于左手，不浮不沉，中按洪、长、滑、数，重者脉多沉、伏、细、涩，或一手先伏，或六脉俱无，此邪热内壅，闭塞脉道。若认为阴脉，误用温补，祸不旋踵。

伤寒瘟疫病证不同辨

伤寒初起，其证但头痛身痛，发热恶寒，舌上未即有胎，胸腹未即胀满，口舌未即干燥，四肢未即无力，精神未即困惫，气未即臭，面未即垢，此表有病，里无病也。

瘟疫初起，其证亦头痛身痛，壮热恶寒，舌上便有白胎，胸腹便觉饱胀，口舌便觉干燥，四肢便觉无力，精神便觉困乏，出气便觉腐臭，面上便有垢容，此内热怫郁，恰似风寒，实非风寒也。病重者，往往六脉不见，四肢尽冷，此热极似寒，阳症似阴。倘认为阴症，误用温补，下咽即毙。盖外面虽属纯阴，然细察之，或舌胎黄燥，或胎黄而黑，或舌生芒刺，或胸满腹胀，或大小便不通，或气喷如火，或鼻如烟煤，或大便胶固，或挟热下痢，或热结旁流，或蓄血出斑，或唇焦口燥，或舌卷囊缩，或口鼻出血，或大便下血，或潮热作渴，或发狂谵语，或遍身起疙瘩，或四肢肿痛，或扬手掷足，或筋惕肉瞤，或头面俱肿，或咽喉肿痛，或烦躁不安，或不省人事，或大渴饮冷。以上等症，是热极危极之候，见一二端，即宜大下叠下，稍缓不救。

伤寒瘟疫治法不同辨

伤寒初起，只宜解表，不可攻里。若骤用芩、连、栀、柏、大黄等药，则风寒闭塞，反入里矣。入里之后，亦宜分别寒热虚实治之，不可误下。必至大便秘结，六脉沉实，舌胎黄燥，痞满燥实悉具，方可下之，所谓伤寒下不嫌迟也。

瘟疫初起，只宜清里，不可散表。若误用麻黄、桂枝、细辛、白芷、川芎、羌活、独活及一切发散等药，则精血愈枯，邪热愈炽，往往害人。治法，轻者清之，用神解、清化、三黄之类；重则下之，用升降、凉膈、双解、六一顺气之类。下后里证犹存，以承气养荣汤再下之。里证既去，以清燥养荣汤调理之。其有下后病愈，二三日前证复发者，仍照前法治之，不必疑惧。总之，瘟病从无阴证，治法病初以解毒、散结、清热、导滞为主，病后以生血、养阴为主，始终不可用发散、温补、开胃、健脾之药。

阴阳表里辨

阳症之表，发热恶寒，头痛，腰脊强，便清不渴，手足温和；阳症之里，唇焦舌燥，烦渴掀衣，扬手掷足，大便秘结，小便赤涩，爪甲红活，脉浮洪数，身轻易于转侧。

阴症之表，无热恶寒，面惨息冷，手足微厥；阴症之里，不渴蜷卧，引衣自盖，唇紫舌卷，大便滑泄，小便清白，爪甲青黑，脉沉细，身重难以转侧。

惟腹痛与呕吐，阴阳表里皆有之。

内伤外感辨

伤于饮食劳役、七情六欲，为内伤。伤于风寒暑湿，为外感。内伤发热，时热时止；外感发热，热甚不休。内伤恶寒，得暖即解；外感恶寒，烈火不除。内伤恶风，不畏大风，反畏隙风；外感恶风，无风先畏，见风更甚。内伤头痛，乍痛乍止；外感头痛，连痛不休。内伤有湿，或不作渴，或心火乘肺，亦作燥渴；外感二三日，表热传里，口方作渴。内伤则热伤气，四肢沉困无力，倦怠好睡；外感则风伤筋，寒伤骨，一身筋骨疼痛。内伤则呼吸气短，外感则喘促气盛。内伤手心热，外感手背热。内伤懒言恶食，口尚知味，二便如常；外感鼻塞流涕，口不知味，小便黄赤。内伤属不足，宜温、宜补、宜和；外感属有余，宜汗、宜吐、宜下。若内伤误作外感，妄发其表，损伤元气，祸在反掌，理中、十全主之。如内伤外感兼症，气虚者，补中汤加发散药；血虚者，四物汤加发散药；阴虚者，理阴煎加麻黄、柴胡；阳虚者，理中汤加麻黄、柴胡。此法活人甚多。

看病歌诀

有病先从气色看，面色光泽病易痊。
赤红如潮血虚极，实火唇红并舌干。
口唇白者阳分弱，鼻孔红燥肺火炎。
耳疼肾热或君火，心热舌红又燥烦。
肝肺有热现于面，左肝右肺见两颧。
面色青黑肝肾损，白主气虚宜培元。
色若黄滞脾有积，眼下青色定主痰。
鼻青腹痛病主死，目赤面青命难全。
阳虚腹痛按即止，按之转甚食火痰。
脐腹疼痛少阴证，小腹疼痛厥阴寒。
再看舌胎分表里，红黄有火清即安。
白滑里寒温中急，白涩里热黄滑寒。
火之深者黄多燥，胭脂舌向阴虚探。
若是白胎小便赤，疫热在里饮达原。
舌黑由来分数种，仔细观察要心虔。
火极似水生芒刺，误服热药丧黄泉。

水极似火气息冷，回阳救急妙如仙。
肾气虚极舌胎黑，滋阴润燥莫迟延。
精液枯极舌燥黑，回阳八味妙通玄。
瘟疫舌黑皮自脱，先下后清自然安。
惟有伤寒不易治，分辨阴阳要的端。
阳证心烦身恶热，阴证声低体畏寒。
阳证气粗兼口臭，阴证蜷卧并懒言。
阳证面红思饮水，阴证面青闭目眠。
七日以前若误下，转成漏底病难痊。
伤风发热身有汗，壮热无汗是伤寒。
不思饮食定伤食，脾虚健脾自安然。
喜饮冷水知有火，好饮热汤是有寒。
阳虚自汗气不足，阴虚盗汗不归元。
血虚五心多内热，气虚时常体畏寒。
阴气冲阳耳鸣闭，阳气限阴腹鸣弦。
口苦胆虚并心热，肝经有热口常酸。
脾热口甘胃热淡，肺热口辛肾热咸。
腰痛宜分寒与湿，腰酸房劳不待言。
色欲头昏腰膝软，气虚头晕神不全。
风肿皮肤多淋闭，气肿时消又时旋。
食积肿来肚腹痛，血肿皮肤赤脉缠。
阳水肿兮小便涩，阴水脾肾两虚看。
上肿下消宜发汗，下肿上消贵培元。

手陷起迟知水肿，手陷随起气使然。
朝宽暮肿血亏损，暮宽朝肿气虚传。
脱肛不痛气血弱，脱肛肿痛风火连。
昼疟表邪兼补气，夜疟补血并疏肝。
化痰消积更利水，虚者补之始能痊。
痰热流走疮疡见，痰寒凝结在胸前。
寒胜则痛火胜肿，风麻湿木气滞痟①。
气郁结者胸胁痛，湿郁周身痛不安。
痰郁气喘多胁痛，血郁四肢无力焉。
肝气痞塞胸胁胀，脾气不升头昏眩。
中风脉浮手足暖，中气脉沉手足寒。
腹满时痛为不足，腹满有余痛缠绵。
痛在泻前为实积，痛在泻后是虚元。
咽痛红肿三阳热，咽痛不渴三阴寒。
病系假寒清内热，病系假热温真元。
胎前宜凉疏兼补，产后温补逐瘀先。
真阴将亡小便绝，真阳将脱面红鲜。
阴证脱兮眸子暗，阳证脱者见鬼牵。
初病实热苦寒用，病后虚热宜甘寒。
实而误补犹堪解，虚而误攻命难延。
如此望闻问的当，方才切脉细心研。

① 痟（juān 捐）：骨节酸痛。

看妇女歌

女子二七天癸至，调经察脉要分明。
先期而行为血热，后期而至是寒经。
经来疼痛为气滞，行后而痛气虚真。
其色黑者多实热，淡白为虚或痰凝。
烟尘黄水血不足，紫色原属风邪侵。
行经之时宜慎重，若有忧郁血必停。
走于腰膝多疼痛，散在四肢则不仁。
停于血海生寒热，逆上冲心患战兢。
两手尺脉皆沉伏，此病分明是闭经。
肝大肺小应有子，两尺不断滑方真。
心肾俱旺知是孕，肺大肝小孕不成。
左寸滑实为男脉，右尺沉滑女现形。
肝肺俱浮胸膈痛，两关沉紧腹中疼。

看小儿歌

小儿有病令人怜，全仗医生仔细观。
令人抱出光明处，先将面部用心看。
额属心兮颏属肾，左肝右肺两腮前。
鼻乃脾经为主宰，五经辨色要心虔。
白者气虚黄有积，赤者为热青主寒。
鼻塞声重伤风重，眼下青色主饮痰。

口唇赤白阴阳判，赤者胃热白者寒。
虫积唇内生白点，疳气鼻燥体态干。
有痛啼哭总不止，有积襁褓不耐烦。
抱出贪凉欲赴冷，此乃内热使之然。
若是当风急畏缩，必是伤风与阴寒。
鼻冷疮疹耳冷热，遍身发热是风寒。
手足心热口发渴，纹沉食积是真诠。
若是下午手心热，阴虚盗汗夜生烦。
倘若手指稍头冷，便是惊风一例看。
只有中间一指热，小儿一定是伤寒。
中指微微独自冷，定然麻痘恐相缠。
复看指纹记歌诀，浮沉色气审的端。
要看指纹风气命，三关内推细心研。
三关寅卯辰部位，病之吉凶在此间。
初起风关病无碍，气关纹现恐缠绵。
乍临命位诚危急，射甲通关命难全。
指纹何故浮然样，邪在皮肤病易蠲[①]。
忽尔关纹沉沉状，已知入里病盘旋。
身安脉纹红黄色，紫脉为热红伤寒。
青主惊风白疳疾，三关见黑命恐难。
伤食弯外青兼紫，脉纹弯内是风寒。

① 蠲（juān 捐）：除去，清除。

腹痛纹入掌中里，色淡气弱禀先天。
关纹滞涩皆因积，邪遏阴营卫气连。
食郁中焦风热炽，不行推荡病何迁。
复诊掌后关中脉，浮沉迟数审的端。
七至八至为数热，四至五至为迟寒。
浮脉主表病在外，沉脉主里病内潜。
数脉六至腑有热，迟脉三至主脏寒。
浮而有力风与热，无力气虚宜培元。
沉而有力痰食积，沉而无力气滞间。
迟而有力痛难禁，迟而无力是虚寒。
数而有力本实热，无力疮疡恐熬煎。
若要分别阴阳证，气息冷热用手探。
口中气热小便赤，舌黑必燥下为先。
气微便清手足冷，参芪桂附妙如仙。
再看胸腹坚与软，虚实此中可细参。
脾胃本虚中气弱，四君六君选用焉。
此是儿科真妙诀，神而明之世称贤。

陈飞霞[①]云：小儿指纹，但以浮沉分表里，红紫辨寒热，淡滞定虚实，用之不尽矣。

① 陈飞霞：即陈复正（1736—1795），号飞霞，清代医学家，著《幼幼集成》。

分类用药歌

补气箭芪与人参，党参洋参北条参。
云苓焦术淮山药，炙草桂圆白茯神。
下气杏仁铁锈浆，郁金苏子甲沉香。
前胡葶苈枇杷叶，莱菔瓜蒌枳实良。
顺气青皮陈橘皮，藿香效与木香齐。
香橼香附和乌药，柿蒂砂仁白蔻宜。
冷气疼痛要肉桂，吴萸姜附胡椒配。
小茴丁香炒砂仁，元胡灵脂冷①气退。
破气槟榔紫厚朴，三棱苦薤蓬莪术。
姜黄莱菔花青皮，枳实宽胸同枳壳。
补血生熟二地黄，当归白芍首乌良。
一味丹参兼四物，河车不用又何妨。
凉血丹皮地骨皮，丹参生地地榆宜。
龟胶鳖甲焦荆芥，犀角青蒿赤芍奇。
止血蒲黄茜草根，茅根三七发灰灵。
阿胶侧柏灶心土，焦芥当归藕节茎。
破血桃仁归尾加，泽兰苏木红蓝花。
姜黄莪术郁金子，赤芍丹皮干漆渣。
暖胃丁香与藿香，良姜草蔻炮煨姜。

① 冷：原作“诸”，据博文本改。

砂仁白蔻兼红蔻，荜茇胡椒效最强。
调脾开胃用参苓，焦术炮姜半夏陈。
白蔻砂仁甘草炙，藿香堪与木香伦。
虚咳补肺款冬花，五味阿胶紫菀加。
怀药参苓和炙草，天冬薏苡蜜升麻。
实咳泻肺用黄芩，葶苈桑皮桔梗匀。
枳壳杏仁花粉配，天冬贝母马兜铃。
诸般咳嗽西防风，半夏陈皮天麦冬。
苏叶茯苓金沸草，杏仁贝母胆星同。
肺实喘急款冬花，兜铃苏子杏仁加。
肺虚喘急当补气，肾虚金匮或阳八。
消痰半夏胆南星，枳壳杏仁块茯苓。
贝母瓜蒌金沸草，陈皮白芥桔黄芩。
退诸火热用黄芩，心热黄连灯竹心。
肝热柴胡并白芍，脾热明粉同熟军。
肺热天冬桑皮效，肾热黄柏知母临。
胆热竹茹龙胆草，胃热石膏花粉均。
大肠槐花通大海，小肠木通车前仁。
膀胱滑石同萹蓄，三焦有热栀子尊。
热重羚羊犀角屑，火结硝黄效如神。
虚热元参天麦冬，女贞知母骨皮同。
粉丹石斛怀生地，苓术参芪任变通。
骨蒸劳热用青蒿，生地骨皮鳖甲烧。

知母丹皮黄柏炒，胡连更比银柴高。
发汗麻黄并紫苏，浮萍淡豉薄荷俱。
升麻白芷霜苍术，荆芥葛根葱白须。
收汗黄芪酸枣仁，桂枝白芍麻黄根。
乌梅牡蛎冬桑叶，浮麦山萸合四君。
消食山楂油厚朴，麦芽香附六神曲。
青皮莱菔花槟榔，枳实宽胸胜枳壳。
宽中枳壳与陈皮，苍术腹毛厚朴宜。
桔梗槟榔莱菔子，木香香附奏功奇。
膨胀槟榔厚朴宜，冬瓜皮合茯苓皮。
腹毛枳实牵牛子，萝卜头和香附施。
止渴葛根与麦冬，石膏花粉乌梅宗。
梨浆五味兼蚊蛤，犀角饴糖竹叶同。
解郁川芎与郁金，腹毛苍术炒栀仁。
台乌芍药和香附，神曲槟榔合二陈。
大便不通用大黄，朴硝巴豆杏仁霜。
油归生地苁蓉肉，松子麻仁郁李强。
小便不通赤茯苓，猪苓泽泻车前仁。
木通滑石同瞿麦，葶苈石韦竹叶心。
病属气虚徵[①]下陷，补中益气最为灵。
不通若是真寒闭，火药煎汤效更神。

① 徵：原作“微”，据大德本改。

浮肿不消用木瓜，猪苓泽泻与芫花。
木通大戟同商陆，薏苡牵牛信不差。
呕吐合香①并二陈，丁香白蔻缩砂仁。
生姜草蔻延胡索，胃热芩连栀子匀。
止泄车前参术苓，猪苓泽泻缩砂仁。
建莲肉蔻淮山药，诃子乌梅粟②壳神。
痢疾黄连广木香，槐花归芍地榆良。
桃仁莱菔青皮草，枳壳槟榔薤子强。
疟疾常山草果仁，槟榔苍术及威灵。
柴胡干葛焦知母，厚朴青皮合二陈。
辟瘟草果花槟榔，苍术雄黄及大黄。
苏叶枯芩油厚朴，藿香香附降真香。
头痛川芎白芷辛，天麻藁本菊花均。
辛夷苍耳蔓荆子，见证尤宜分六经。
头风眩痛明天麻，独活细辛旋覆花。
白菊苏荷荆竹沥，辛夷萆薢效无差。
腹痛元胡白芍强，小茴苍术高良姜。
栀仁草蔻吴萸子，香附沉香广木香。
心痛良姜及黑姜，元胡肉桂橘皮汤。
灵脂没药焦栀子，香附檀香广木香。
腰痛菟丝熟地黄，寄生续断小茴香。

---

① 香：原作“日”，据大德本改。
② 粟：原作“栗”，据大德本改。

胡桃杜仲川牛膝，故纸芦巴肉桂良。
膝痛苡仁并木瓜，灵仙牛膝绿升麻。
加皮杜仲汉防己，故纸羌防续断加。
喉痛射干山豆根，连翘大力广元参。
薄荷荆芥芩连等，甘桔僵蚕灯竹心。
目痛羌防归芍芎，黄芩栀子菊花同。
柴胡荆芥谷精草，木贼蒺藜白木通。
身体风痛海风藤，防风荆芥与威灵。
秦艽羌独延胡索，狗脊桐皮桑寄生。
齿痛石膏北细辛，蒺藜生地与黄芩。
骨皮栀子丹皮等，碎补荆防并谷精。
耳聋全蝎石菖蒲，木通碎补乳香扶。
气虚耳聋当补气，肾虚滋水是良图。
去风荆芥西防风，苍耳天麻乌药同。
白菊薄荷羌独活，僵蚕全蝎正川芎。
蒺藜蝉蜕蔓荆子，藁本鲜皮白芷充。
去寒宜用理中汤，白术人参炙草姜。
更有吴萸真肉桂，细辛附子蜜麻黄。
去湿秦艽薏苡仁，木瓜苍术西茵陈。
天麻白术汉防己，萆薢菖蒲块茯苓。
补肾淮山熟地黄，胡桃枸杞首乌良。
鹿茸杜仲苁蓉肉，芡实枣皮及锁阳。
壮阳枸杞并蛇床，故纸胡巴桂附姜。

阳起石同真韭子，仙灵脾与鹿葱良。

补阴二地麦天冬，龟板龟胶鳖甲同。

归芍女贞淮薯蓣，首乌萸肉菟丝通。

安魂定志[1]用人参，远志柏仁酸枣仁。

龙齿朱砂龙眼肉，茯神益智效如神。

强筋壮骨五加皮，枸杞菟丝续断齐。

虎骨鹿茸焦杜仲，胡桃碎补仙灵脾。

梦遗精滑用金樱，莲蕊石莲益智仁。

龙骨鹿茸真牡蛎，菟丝巴戟合人参。

补虚益损黄芪参，焦术淮山白茯神。

杜仲鹿茸甘枸杞，枣皮熟地当归身。

跌打损伤血木通，乳香没药加皮充。

泽兰碎补真山漆，苏木桃红并臭虫。

消肿排脓归芍芎，连翘大力西防风。

银花羌活天花粉，白芷黄芪白木通。

山甲漏芦川贝母，陈皮皂刺及蒲公。

地榆知柏疗红肿，白及还同白蔹功。

瘰疬银花六谷根，夏枯香附蒲公英。

黄芪海藻和昆布，贝母天葵及胆星。

乳痈一痈金银花，贝母公英山甲夸。

没药乳香香白芷，木香甘草栝蒌加。

① 志：博文本、益新本均作“心”。

肠风下血鸡冠花，荆芥樗皮木贼夸。
刺猬乌梅陈枳壳，地黄山甲地榆加。
痔疮流血地榆宜，槐角樗皮刺猬皮。
苦参柿饼无花果，乱发陈棕火煅齐。
久流黄水健脾胃，蚊蛤参归术地芪。
热淋又用海金沙，甘草木通通草夸。
滑石石韦瞿麦穗，猪苓泽泻大黄加。
衄血丹皮百草霜，麦冬犀角及蒲黄。
桑皮侧柏焦荆芥，生地茅根白芍强。
通经牛膝红蓝花，归尾桃仁赤芍加。
莪术三棱香附子，木通苏木丹皮夸。
调经肉桂延胡索，香附泽兰益母属。
血虚宜用四物汤，气虚箭芪人参术。
安胎白术与黄芩，艾叶阿胶桑寄生。
杜仲菟丝川续断，当归酒芍缩砂仁。
产后血昏用黑姜，芎归童便桃仁良。
灵脂益母延胡索，焦芥红花熟地黄。
血崩山漆炒阿胶，续断蒲黄茜草高。
牡蛎地榆香附子，棕灰侧柏血余烧。
白带补中益气汤，参芪归术广皮良。
升柴炙草全方用，加入苡仁引枣姜。
伤暑益气箭芪加，扁豆苡仁及木瓜。
滑石香薷甘草配，陈皮参术蜜升麻。

虫积槟榔与使君，雷丸榧子乌梅增。
牵牛鹤虱霜苍术，干漆川椒苦楝根。
戒烟旋覆与西砂，榧子雷丸鹤虱夸。
蜂蜜茯苓真韭子，青盐粟壳金银花。
阳虚砂半参芪术，阴虚熟地桂附加。

五脏补泻凉散

补心，龙眼当归柏子仁。泻心，灯草车前竹叶心。凉心，黄连犀角川贝母。散心，半夏香薷菖蒲根。

补肝，荔枝鸡肉酸枣皮。泻肝，连翘白蔹龙胆奇。凉肝，生地侧柏赤芍药。散肝，苍耳木贼并蒺藜。

补脾，炙草西砂蔻白术。泻脾，山楂郁李及神曲。凉脾，紫贝鲜皮薏苡仁。散脾，松脂排草橘红朴。

补肺，官燕饴糖与参芪。泻肺，石韦苦杏生桑皮。凉肺，生地紫菀野菊花。散肺，麻黄葱白紫苏宜。

补肾，鹿茸枸杞巴戟天。泻肾，枸[①]杞秋石并食盐。凉肾，丹皮骨皮与黄柏。散肾，附子细辛极妙焉。

六经引药

太阳引经麻黄羌，阳明芷葛升膏勷[②]。
少阳芎柴青皮等，太阴升麻葛芍苍。

---

① 枸：原作“防”，据益新本改。
② 勷（xiānɡ 香）：帮助。

少阴知独细辛桂，厥阴芎青柴萸良。

用药如用兵

古人云：不为良相，当为良医。此何以说？盖良医保命治病，无异于良相保主克贼，间尝论之。国家无事，内安外宁，如人、天、君泰然，百体从令①，元气充实，外患不侵。倘元气稍亏，急宜培补，如嗣主闇弱②，宜辅弼多贤，仓廪空虚，宜储财节用，务使君明臣良，民殷国富，始无境内之忧也。设不幸而蛮夷窃发，扰乱边疆，如人偶为风寒外侵，一汗可愈。使纯用补药收敛，是谓关门逐贼，贼必深入。夫贼既深入，为良相者，必先荐贤保主，然后兴兵讨贼。如善医者，必先审胃气，然后用药攻邪。更不幸而兵围城下，粮绝君危，惟有保主出奔，再图恢复。如人元气将脱，且缓治病，而急保命，命存而病可徐图也。盖行军以粮食为先，用药以胃气为本，军无粮食必困，药非胃气不行。庸医不先固本，一意攻邪，何异姜伯约九伐中原，粮食不继，出师未捷，而昏主谗臣反纳降于邓艾，可借鉴焉。大将讨贼，内顾虽已无忧，而用兵尤贵知法。如人气血未亏，却病不难，不善医者，杂乱用药，自相矛盾，反坏胃，而引贼何异？赵括将兵，漫无纪律，反折兵而丧国乎。良医用药，必如诸葛将兵，运筹帷

① 令：原作“命”，据大德本改。
② 闇（àn暗）弱：昏庸懦弱。闇，愚昧，昏乱。

幄，决胜千里，心有主宰而不惑，兵有纪律而不乱，阵有变化而不拘，相天时，察地理，乘机势，大军对垒，奇兵埋伏，进可讨贼，退可自守。虽三军之士，性情不同，而我驾驭有法，同心克敌则一也。虽然敌虽克矣，国家元气必因此而耗伤，城池关隘或因此而崩圮。为良相者，安我人民，实我仓库，固我封疆，所必然也。如人病后不服补药，营卫其何以固，元气其何以复乎？至于内伤诸症，不过三阴亏损，本无外邪入寇，善医者，如伊尹相太甲，但使之处仁迁义，救弊扶偏，调燮阴阳而已矣。何用霸功征伐，以扰我境内耶？若食积、痰火、虫瘀、痈疽诸实症，又如国有大奸，急宜剪除，不可纯用王道之剂，姑息以养奸也。试观元首股肱①，君臣同歌一体，忠言良药，救正信有同途。良相之以道事君，何异良医之以药②疗病；良医之以切脉审症，何异良相之区画筹谋；良相之陈善辟邪，何异良医之延年却病。故岐伯相黄帝，即推此意以作《灵枢》，观仲景《伤寒》，用药如讲兵法。他如兵法云：知己知彼，百战百胜。兵不在多，贵于善用。皆与医道无二理也。吁，上医医国，良相知医，用药如用兵，古人先我而言矣！保命如保主，庸医不能识也，诚能引伸触类，举一反三，则于医道岂复有余蕴哉！

---

① 股肱：比喻左右辅佐之臣。

② 药：原作“道”，据大德本改。

卷　二

伤　寒

清臣曰：伤寒系属大证，治法多端，最难分辨。冬月为正伤寒，四时为感冒。人有虚实，中有浅深。风伤气分，寒伤血分。伤风有汗，伤寒无汗。气虚宜扶阳出表，血虚宜养阴出表。守定六经，无论合病、并病，见病立方，对证用药，随手可愈。

太阳经证，脉浮紧，头痛项强，腰脊背痛，发热恶寒。有汗为风伤卫，法主桂枝汤，以驱卫分之风，桂枝、白芍、甘草、生姜、大枣；无汗为寒伤营，法主麻黄汤，以发营分之寒，麻黄、桂枝、杏仁、甘草。风寒二方，气虚，加参、术；血虚，加归、地；阳虚，加姜、附。头身痛，发热恶寒，无汗烦躁，为风寒两伤营卫，法主大青龙汤，营卫互治，风寒并驱，麻黄、桂枝、杏仁、石膏、甘草、生姜、大枣。有汗，去麻黄；不烦躁，去石膏。

太阳腑证，口渴溺闭，有蓄尿、蓄热、蓄血、癃闭四证。蓄尿，五苓散：焦术、茯苓、猪苓、泽泻、肉桂。蓄热，去桂，加滑石。蓄血，加生地、归尾、红花、小蓟、万年霜。癃闭，则膀胀异常，愈下利，胀愈加，法主白蔻[1]宣畅胸膈，砂仁、半夏醒脾开胃，肉桂化气，桔梗开提，生姜升散，如壶盖吃紧，揭起则出之意，使上焦得通，中枢得运，而后膀胱之气一转运而尿自出也。

阳明经证，脉浮洪，前额眼眶胀痛，鼻筑[2]流清涕，口干不眠，发热不恶寒，法主葛根汤，以解阳明之表，葛根、升麻、白芍、甘草。或柴葛解肌汤：柴胡、葛根、羌活、白芷、赤芍、黄芩、石膏、桔梗、甘草、姜、枣。无太阳证，去羌活；无少阳证，去柴胡；无汗恶寒，去黄芩，加麻黄；下利，减石膏；呕吐，加半夏。口燥心烦，汗出恶热，渴欲饮冷，热邪渐入阳明之里，法主白虎汤，以撤其热，石膏、知母、甘草、粳米。

阳明腑证，便闭谵语，口臭气粗，身轻恶热，热邪已归阳明之腑，法主小承气汤，微荡其实，略开其闭，大黄、枳实、厚朴。胃实腹满，微发谵语，法主调胃承气汤，以荡其实而去其满，大黄、芒硝、甘草。舌胎干燥，喷热如火，痞、满、坚、实，狂谵无伦，法[3]主大承气汤，急驱其阳，以救其阴，大黄、芒硝、枳实、厚朴。

少阳经证，脉浮弦，头痛在侧，耳聋胁痛，寒热往来，法主小柴胡汤，以解少阳之表，柴胡、半夏、人参、

① 蔻：原作“羌”，据大德本改。
② 鼻筑：即鼻塞。
③ 法：原作“注”，据博文本、益新本改。

甘草、生姜、大枣。如先寒后热，为阳不足，加桂枝、干姜；先热后寒，为阴不足，加当归、白芍。

少阳腑证，口苦，目眩，咽干，法主黄芩，以泻少阳里热。兼阳明发热，口渴，清凉饮：生地、白芍、黄芩、柴胡、花粉、石膏、石斛、知母、甘草。痞满，去生地，加枳实。

太阴寒证，脉沉迟，吐食，腹满时痛，自利不渴，法主理中汤：人参、焦术、炮姜、炙草，加半夏、砂仁。腹满，去术，加附子。或理脾涤饮：黄芪、焦术、半夏、砂仁、白蔻、炮姜。

太阴热证，脉沉实，咽干腹满痛，便结燥渴，法主桂枝大黄汤：桂枝、赤芍、大黄、枳实、槟榔、柴胡、甘草、生姜。或大承气汤。

少阴寒证，脉沉细，背寒蜷卧，咽痛腹痛，肢冷下利，法主附子汤：附子、人参、焦术、茯苓、白芍。或附子温经汤：黄芪、焦术、半夏、砂仁、炮姜、故纸、益智，倍附子[1]。

少阴热证，脉沉数，心烦口燥，咽干咽痛，燥渴便结，法主六一顺气汤：枳实、厚朴、芒硝、大黄、柴胡、黄芩、白芍、甘草。或大小承气汤。

厥阴寒证，脉沉细，肌冷甲青，舌短胎滑，小腹满

① 倍附子：原脱，据大德本补。

痛，法主六味回阳饮：人参、附子、熟地、当归、炮姜、炙草。或舒氏方：黄芪、焦术、半夏、砂仁、炮姜、附子、吴萸、花椒。

厥阴热证，脉沉弦，舌卷囊缩，烦躁厥逆，消渴便硬，法主六一顺气汤或大承气汤。

凡病不外六经，以六经之法，合而治之，无不立应。一经见证，即用一经之法，经证、腑证兼见，即当表里两解。若太阳与阳明合病，桂枝汤中加葛根。阳明与少阳合病，葛根汤中加柴胡。如三阳并病，羌、葛、柴并用。三阳与三阴表里同病，是为两感，表里皆热，九味羌活汤去苍术，加柴、葛、硝、黄。表里皆寒，大温中饮加附子。凡治诸病，总以正病为主，兼证为佐，引经为使，乃为上乘。

灸伤寒穴道

太阳证灸风府，阳明证灸内庭，少阳证灸临泣，太阴证灸隐白，少阴证灸太溪，厥阴证灸中封。

过经不解，灸期门。余热不尽，灸曲池、三里、合谷、风门、行间。身热足冷，灸大都。腹痛，灸委中。

瘟　疫

清臣曰：瘟疫与伤寒，判别天渊。伤寒宜辛温发散，瘟疫宜清凉攻下。伤寒邪从皮毛而入，中于肌肤。瘟疫邪从口鼻而入，伏于膜原。瘟疫世不常有，要街衢市镇，里巷乡村，沿门传染方为瘟疫。今人指伤寒热病，春日温病为瘟疫，误人不少。千古治法，惟吴又可、戴麟郊[1]深知其义，学者宜详察焉。

瘟疫初起，先寒后热，热后不寒，舌胎纯白，邪在膜原也，达原饮：槟榔、厚朴、知母、黄芩、白芍、草果、甘草、竹心、车前。腰背项痛，邪溢太阳也，加羌活；眉棱骨痛，邪溢阳明也，加葛根；寒热口苦，邪溢少阳也，加柴胡。

汗出不彻，而热不退，白虎汤。虚渴，加人参。

斑出不透，而热不退，举斑汤：当归、炒芍、白芷、柴胡、升麻、甲珠、生姜。

汗斑并行，而热不除，白虎合举斑汤。

胸膈痞满，呕渴频烦，舌胎黄色，邪传里之上部也，莱菔子、淡豆豉、生栀仁，频服取吐。

燥结便闭，舌胎纯黑或生芒刺，邪传里之中下部也，大承气汤。痞满便不结，小承气汤。不痞满，止便结，调胃承气汤。

表里证悉去，热仍不退，膜原之邪未尽也，三消饮，即达原饮加羌、葛、柴、大黄。

经络之气，为热所郁，必致发黄，茵陈蒿汤：茵陈、栀子、大黄、生姜。

---

① 戴麟郊：戴天章，字麟郊，清初医家，著有《广瘟疫论》（又名《广温热论》、《瘟疫明辨》）。

热邪干于血分，必致蓄血，桃仁承气汤。

当下失下，呃逆不止，大承气汤加桃仁、归尾、赤芍。

当下失下，循衣摸床，捉空理线，元气将脱也，黄龙汤：人参、熟地、当归、枳实、厚朴、芒硝、大黄。

下后邪气复聚，承气养荣汤：生地、当归、白芍、知母、枳实、厚朴、大黄。

下后无汗发热，人参白虎汤。

下后自汗、盗汗、发热，柴胡汤：柴胡、黄芩、葛根、陈皮、甘草、姜、枣。

下后热不除，柴胡清燥汤：柴胡、黄芩、花粉、知母、陈皮、甘草、姜、枣。

下后神虚谵语，清燥养荣汤：生地、当归、白芍、知母、花粉、陈皮、甘草、朱砂冲、灯心。

下后夺气不语，人参养荣汤：人参、当归、熟地、白芍、知母、陈皮、麦冬、五味、甘草。

下后虚痞，参附养荣汤：生地、当归、白芍、人参、附子、生姜。

病愈复发，脉虚、证虚，安神养血汤：熟地、当归、炒芍、茯神、陈皮、枣仁、远志、桔梗、甘草、桂圆。

附应下诸证

舌黄　舌干　舌卷　舌短　舌黑　舌生芒刺　鼻如烟煤　胸腹满胀　脉厥体厥　扬手掷足　谵语　发狂　烦躁

昏沉　呃逆

补遗瘟疫杂证

大头瘟，头面浮肿，普济消毒饮：黄芩、黄连、元参、蓝根、马勃、陈皮、柴胡、桔梗、大力、连翘、僵蚕、薄荷、升麻、甘草。气虚，加人参；便实，加大黄。

发颐瘟，耳前后肿，荆防败毒散加大力。外二味拔毒散，明雄、白矾研末，茶调敷。

捻颈瘟，喉痹失音，颈大腹胀，虾蟆瘟，腹不胀，均用荆防败毒散，加大力。外三妙散：明雄、白矾、火硝，研吹。

瓜瓤瘟，胸高胁起，呕血如汁，生犀散：犀角、黄连、花粉、人中黄、苍术、陈壁土。气虚，加人参；便闭，加大黄。

杨梅瘟，遍身紫块，忽发霉疮，三黄汤：生地、赤芍、元参、大黄、人中黄、黄连、丹皮、滑石、甘草。渴，加石膏、葛根。

疙瘩瘟，发块如瘤，遍身走痛，人中黄散：人中黄、雄黄、朱砂，研末，桔梗、薄荷、甘草，煎汤下。便闭，加大黄。

葡萄瘟，青紫斑点，状若葡萄，羚羊散：羚羊角、生地、元参、麦冬、黄芩、知母、银花、僵蚕、大力、羌活、防风、甘草、竹叶。

锦霞瘟，浑身斑疹，痛痒非常，犀角饮：犀角、大力、赤芍、生地、荆芥、防风。渴，加石膏、粉葛。

扣颈瘟，痰火迷心，袖绳欲缢，香附、郁金、雄黄为丸，以开膻中之郁；再加二陈，以祛膈中之痰；更加羌活、细辛、鬼箭羽、丹参、赤小豆，通心泻火，自愈。

软脚瘟，溺清泄白，足肿难移，白虎汤加苍术。

以上除扣颈瘟、软脚瘟外，皆风寒包火，凝聚三阳，使经络不通，激成赤肿，宜外散风寒，内清邪热，通用败毒散加减。毒盛，加朱砂以泻君火，重加人中黄以泻脏热；赤肿甚者，针去恶血。此专言瘟疫热证也。

斑　疹

清臣曰：伤寒斑疹，由于失表；瘟疫斑疹，由于失下。伤寒出斑最险，瘟疫出斑亦危。色红者吉，色黑者凶。发在周身者轻，发在心窝者重。出肌肤间，如花瓣不刺手，为斑。出肌肤外，如粟粒，刺手，为疹。有阴毒阳毒之分，阳毒宜举、宜化，阴毒宜温、宜散。

凡发斑疹，邪在经而不在胃，治以正病为主，斑疹为辅。脉洪，手足温，斑点红赤且大，为阳斑；脉微，手足冷，斑点淡红且隐，为阴斑。

阳斑，犀角地黄汤加升麻、紫草。或黄连解毒汤加犀角、元参、升麻、甘草。或消斑汤：元参、麦冬各一两，丹皮五钱，升麻、白芷各二钱，白芥、沙参各二钱。

阴斑，阳虚附子理中汤，阴虚附子理阴煎，阴阳并虚大温中饮。

感　冒

清臣曰：冒风感寒，有伤风、伤寒、兼火、兼食、血虚、气虚、阴虚、阳虚之别，按病立方，随手奏效。

感冒有汗，为伤风，加味桂枝汤：桂枝、羌活、防风、白芍、甘草、姜、枣。气虚，加沙参。

感冒无汗，为伤寒，加减麻黄汤：麻黄、羌活、防风、紫苏、甘草、姜、葱。血虚，加生地。

感冒兼火，冲和灵宝饮：生地、川芎、羌活、防风、葛根、白芷、柴胡、黄芩、石膏、薄荷、甘草、姜、枣。

感冒兼食，行气香苏散：香附、紫苏、陈皮、川芎、麻黄、羌活、乌药、枳壳、甘草、姜、葱。有汗，去麻黄，加桂枝；因湿，加苍术；食重，加山楂、神曲。

感冒属血虚，四物合小柴胡汤，加桂枝。

感冒属气虚，补中汤加羌、防、白芷。

感冒属气血两虚，八珍汤去焦术，加黄芪酒炒、羌活、防风、桂枝。

感冒属阴虚，理阴煎加麻绒、柴胡。

感冒属阳虚，理中汤加麻绒、柴胡。

感冒属阴阳两虚，大温中饮。

疟　疾

清臣曰：疟疾有四，曰风，曰寒，曰痰，曰食。因风、寒、痰、食客于半表半里，阴阳相搏，为寒为热，而疟疾成。治法：无汗务使出汗，有汗务要收汗，有风者消风，有寒者散寒，有痰食者化痰消食，表邪重者先解表，里邪重者先解里，热多宜凉，寒多宜温，久疟宜补，不可纯用攻伐。

风疟，热多寒少有汗，桂枝汤加羌、防、半夏。或小柴胡倍人参，加桂枝、白芍。寒疟，寒多热少无汗，麻黄汤加羌、防、半夏、生姜。或附子理阴煎加柴胡、麻黄。痰疟，寒热并增，痰涎涌盛，小柴胡加枯矾、白芥。或理脾涤饮加葶苈、白芥。食疟，寒热相半，痞满恶食，小柴胡加苍、朴、莱菔、青皮、草果。或清脾饮：焦术、茯苓、半夏、青皮、柴胡、黄芩、厚朴、草果、甘草、红米[①]、生姜。瘟疟，先热后寒，加减桂枝汤：桂枝、白芍、石膏、知母、甘草、粳米。或生地、首乌、黄芩、柴胡、二母、滑石、甘草。瘅疟，单热不寒，加减白虎汤：生地、石膏、麦冬、知母、贝母、黄芩、柴胡、甘草、竹心、车前。或首乌、当归、沙参、陈皮、柴胡、知母、贝母、石膏、甘草、竹心。牝疟，单寒不热，加味麻桂饮：熟地、当归、麻黄、肉桂、陈皮、炙草、烧姜[②]。或桂附理中汤加苓、夏。疟夹瘟疫，加减达原饮：槟榔、厚朴、草果、知母、黄芩、柴胡、苍术、陈皮、半夏、茯苓、麦

① 红米：红曲。
② 烧姜：煨姜。

芽、炙草、生姜。便闭，加大黄。

间日三日夜发，四物合小柴胡，加升麻。或生地、当归、川芎、黄柏、知母、升麻、甜酒。一日二三发，附子理中汤。或六君子汤并加升、柴。脾虚久疟，补中汤倍人参，加苓、夏、煨姜。或六君子加草果、乌梅。肾虚久疟，八味丸加首乌、鳖甲。或右归丸加首乌、鳖甲。疟入三阴，久疟不止，附子理中加砂、半、草果。或经验方：黄芪、焦术、茯苓、当归、首乌、玉竹、附子、炮姜、草果、炙草、姜、枣。元气大虚，久疟不止，十全大补汤加鳖甲。或济川饮：条参、北芪、焦术、熟地、当归、枣仁、附子、肉桂、烧姜、桂圆。

疟疾三方

第一方

陈皮、半夏、茯苓、灵仙、苍术、厚朴、黄芩、柴胡、青皮、槟榔、炙草、生姜，井水、河水煎。头痛，加白芷。一方加乌梅、茵陈。

第二方

首乌生、鳖甲、知母、焦术、当归、灵仙、柴胡、黄芩、陈皮、茯苓、炙草、生姜、甜酒，井水、河水煎。

第三方

人参、焦术、黄芪、当归、陈皮、柴胡、升麻、炙草、姜、枣。热加首乌、知母；寒加附子、炮姜。

截　疟

宋西桥方

新笔调朱砂，于饼上写：天火烧太阴，地火烧太阳，五雷灵不灭，烧断诸不祥。重写三次，后录病人姓名，预前食，自止。

袁子才方

勃疟勃疟，四山之神，使我来缚，六丁使者，五道将军，收汝精气，摄汝神魂，速去速去，免逢此人。发时朗诵不断，即止。

神应疟疾丸

白砒一两，绿豆子四两

研末，糊丸绿豆大，明雄水飞为衣。壮者五丸，小儿三丸，预前冷水下，忌热物半日，即止。

沙糖饮

白糖四两，烧酒半斤

临发时烫滚，尽量调饮，加红米，研末，尤效。

灸疟疾穴道

大椎　三椎　间使　命门　譩譆　至阴　太溪　脾俞

又病人仰卧，草量两乳，平中折断，从乳比至下头尽处是穴，男左女右，灸三壮。

痢　疾

清臣曰：痢有四端，一曰陷邪，一曰时毒，一曰秋燥，一曰滑脱。初起多属湿热，历久多属虚寒。行血则便脓自止，调气则后重自除。赤伤血分，白伤气分，赤白并行，气血两伤，屋漏尘腐，险危宜慎。

陷邪者，六经之邪陷入而为痢也，宜分经用药。病在三阳，人参败毒散加芩、葛、硝、黄；病在三阴，砂半理中汤加附子、吴萸。

时毒者，厉疫流行，人触之而为痢也，宜宽肠下滞，大承气汤加归、芍、芩、连、桔梗。或济川饮：当归、白芍、槟榔、厚朴、黄芩、知母、莱菔、大黄、滑石、甘草。

秋燥者，秋分后燥金主气，人感之而为痢也，宜养阴润燥，舒氏方：生地、阿胶、麦冬各二两，桔梗、甘草各五钱。或生地、阿胶、瓜蒌、桔梗、鸡子黄。

滑脱者，脾肾阳衰，中气下陷而为痢[①]也，宜温补收涩，真人养脏汤：人参、焦术、炒芍、肉桂、附子、广香、肉蔻、诃子、粟壳、甘草、烧姜、枣子。或黄芪、焦术、半夏、砂仁、炮姜、附子、故纸、益智。

赤白相杂，救绝神丹：当归、白芍各一两，滑石三钱，枳壳、槟榔各二钱，莱菔钱半，广香、甘草各一钱，薤子七个。或调血汤：当归、白芍、陈皮、黄连、大黄、广香、甘草、车前。

单红不白，调血饮：当归、白芍、枳壳、黄连、地

---

① 痢：原作“病”，据大德本改。

榆、木通、滑石、甘草。或当归、赤芍、地榆、槐花、黄连、大黄、红花、灯心。

单白不红，附子理中加砂、半、丁香。或异功散加芪、砂、姜、桂。滑脱，加升、柴。

噤口痢热证，参连饮：人参、黄连（吴萸水炒）、石莲、甘草、糯米，加沙糖、白蜜、姜汁、莱菔汁，冲服。寒证，砂蔻六君加炮姜。

统治红白、禁[1]口、烟痢，用大蒜、薤子，合捣为丸，每服三钱，立愈。

初起宜下，镜花缘方：苍术、杏仁、羌活各二两，生军、熟军各一两，川乌、甘草各两半，研末，每服四钱，小儿二钱，孕妇忌服。赤痢，灯心汤下；白痢，生姜汤下；赤白痢，灯心生姜汤下。

下后宜调，归芍煎：当归、白芍、滑石、槟榔、枳壳、广香、甘草、薤子。赤痢，加红米；白痢，加炮姜。

寒者宜温，附子理中加砂、半、故纸、吴萸。

虚者宜补，四君子加黄芪、山药、砂仁。

灸痢疾穴道

赤痢灸小肠俞，白痢灸大肠俞，赤白痢灸天枢、气海，腹冷痛灸水道、外陵，里急后重灸天枢。

① 禁：通“噤”。《宋史·王克明传》：“卢州王安道风禁不语十旬。”

中　风

清臣曰：中风之证，由气虚体弱，荣卫失调，五内空虚，邪气乘虚而入，譬如物必先腐而后蛀生。景岳以非风命名，诚千古卓见。要分闭证、脱证，但闭证可治，脱证难愈。脉浮大者吉，急促者凶。

中风猝倒，初起，开关散：牙皂、细辛，研末，吹鼻，有嚏者生。或稀涎散：白矾、牙皂，研服，大吐者生。

闭证，牙关紧闭，两手握固，无汗，续命汤：人参、当归、川芎、炮姜、麻黄、桂枝、杏仁、甘草。有汗，桂枝汤加人参、黄芪、川芎、防风、附子。

脱证，口开，手撒，鼻鼾，直视，遗尿，初服救脱饮：人参一两，焦术二两，半夏、炮姜各三钱，附子、贝母各一钱。次服济急丹：人参一两，焦术二两，熟地、当归、麦冬各一两，茯苓、枣皮各五钱，半夏三钱。

中风有热，省风汤：防风、胆星、半夏、陈皮、赤苓、黄芩、枳壳、甘草、生姜。或水火两治汤：二地、当归、元参、麦冬、枣皮、茯神、黄连、白芥、五味。

中风无热，摄生饮：苍术、胆星、半夏、广香、细辛、菖蒲、甘草、生姜，痰盛加全蝎。或培气汤：人参、黄芪、焦术各一两，茯苓五钱，附子三钱，半夏、白芥各二钱，菖蒲一钱。

左手不仁，加味地黄汤：熟地、白芍各一两，当归、枣皮各五钱，山药四钱，茯苓、丹皮、泽泻、白芥各三钱，柴胡一钱。

右手不仁，加味六君汤：人参一两，黄芩、焦术各二两，茯苓五钱，半夏三钱，附子、陈皮、甘草各一钱。

左瘫右痪，加味四物汤：人参一钱，黄芪三钱，熟地、当归各一两，白芍五钱，川芎、半夏各二钱。

半身不遂，全身汤：人参、黄芪、巴戟各一两，半夏三钱，附子一钱。

口眼㖞邪，归芍六君汤加肉桂、菖蒲。

补　遗

中风闭证，三生饮：生南星四钱，生川乌、生半夏各三钱，广木香一钱，人参一两，生姜，痰盛加白芥、枯矾。或补阳还五汤：黄芪四钱，归尾一钱，赤芍钱半，川芎、防风、桃仁、红花、地龙去土，各一钱。

中风脱证，正气汤：黄芪一两，人参、焦术各五钱，当归、川芎、苡仁、附子各三钱，姜、枣。或参芪术附汤：人参、北芪、焦术各一两，附子五钱。

左半身不遂，生血汤：玉竹二两，当归、熟地各一两，茯苓、白芥各五钱，山药四钱。或四物加钩藤。

右半身不遂，补气汤：黄芪、焦术各一两，人参、茯苓、苡仁、半夏各三钱，肉桂二钱，甘草一钱。或六君加钩藤。

左右手足皆不遂，补气生血汤：黄芪、当归、白芍、桂枝、附子、姜、枣。或八珍汤加钩藤。

以上诸方，俱姜汁、竹沥冲服，方效。

灸中风穴道

百会　气海　丹田　关元

中　痰

清臣曰：痰涎阻塞清道，亦致猝倒昏愦，口噤不语，但痰有风痰、寒痰、湿痰、火痰之别，不可不辨。

中风痰，青州白丸子：生白附子、生川乌、生南星、生半夏，丸服。

中寒痰，附子理中汤加苓、夏、姜汁、竹沥。

中湿痰，涤痰汤：人参、茯苓、橘红、半夏、南星、枳实、菖蒲、甘草、竹茹。

中火痰，礞石滚痰丸：礞石（煅）一两，大黄、黄芩各八两，沉香五钱，研末，为丸服。

中　寒

清臣曰：凡体虚之辈，偶触阴邪，即入脏腑，令人猝倒不语，面青唇白，呕吐清水，腹痛拘急，舌卷囊缩，似伤寒而非伤寒。此为冷寒直中三阴也，宜大热回阳，温经散邪。

中太阴，砂半理中汤。或肉桂理中汤加陈皮、半夏、生姜。

中少阴，附子理阴煎加故纸、益智。或温肾汤：熟地、附子、炮姜、巴戟、故纸、益智、炙草。

中厥阴，吴萸附子细辛汤加小茴、花椒。或暖肝饮：熟地、当归、附子、炮姜、吴萸、花椒、葱白。

表里兼证，五积散加附子。或大温中饮。

补 遗

寒中少阴，手足青黑，荡寒汤：焦术二两，人参五钱，附子四钱，良姜三钱。

面青鼻黑，腹痛囊缩，救亡丹：焦术二两，附子八钱，肉桂五钱，炮姜、人参各三钱。

呕吐心痛，下利清水，返魂丹：焦术二两，黄芪一两，附子五钱，良姜、茯苓各四钱，丁香一钱。

两胁作痛，甲青囊缩，救肾活肝汤：焦术二两，熟地一两，当归八钱，枣皮五钱，人参三钱，附子、肉桂各二钱。

舌黑目闭，身青便滑，救心汤：焦术二两，附子两半，肉桂、人参各一两，良姜三钱，菖蒲五分。

厥逆腹痛，筋青囊缩，祛寒汤：焦术五钱，肉桂三钱，吴萸二钱，丁香一钱。

逆冷吐泻，又加烦躁，奠安汤：黄芪、焦术各二两，故纸三钱，肉桂、丁香各二钱。

两足厥冷，腹痛溺闭，止逆汤：焦术六钱，附子二钱，吴萸一钱，前仁六分。

灸中寒穴道

百会　神阙　气海　关元

中　暑

清臣曰：暑证有阳暑、阴暑之分。冒热得者为阳暑，其证口渴，心烦，有汗；食凉得者为阴暑，其证身痛，恶寒，无汗。二①证阴阳互异，不可混同施治。

中暑属阳证，烦渴溺赤，白虎汤加花粉、麦冬、滑石、竹心、车前。热伤元气，生脉散。汗不止，加黄芪。

中暑属阴证，轻者，五味异功散加香薷、扁豆、炮姜；重者，附子理中汤加炒芍。汗不出，去炒芍，加麻黄。

附杨西山法

气虚，四君子汤。血虚，四物汤。阳暑，加青蒿、麦冬、五味、乌梅；阴暑，加香薷、扁豆、藿香、乌梅。

中　湿

清臣曰：六气之中，湿居八九，体气虚弱之人多中之。其证体重面垢，骨节疼痛，手足酸软或肿，小便短赤，头面如裹，兼风痰则麻，兼死血则木。总以燥脾土，

① 二：原作“三”，据大德本改。

利小便为主治。

雨水瘴气外至之湿也，防风、川芎、二术、二活、桂枝、生姜。无汗，去桂枝，加苏叶。或羌活胜湿汤：二活、防风、川芎、蔓荆、藁本、甘草。

茶酒水果内生之湿也，焦术、茯苓、泽泻、陈皮、半夏、神曲、苍术、甘草、生姜。或桂附理中加苓、泽。

头重而肿，湿在上也，平胃散加羌、防、芎、藁、独活、桂枝。或苡仁、苓皮、桑皮、陈皮、半夏、荆芥、藁本、杏仁、姜皮。头痛，去苡仁，加川芎、细辛。

足肿泄泻，湿在下也，五苓散加苍术、防己、陈皮、升麻。或焦术、防风、泽泻、苍术、羌活、防己、生姜。气虚，加人参。

火盛化为湿热，烦渴，苍术白虎汤。溺闭，四苓散加苍术。

水盛化为寒湿，呕吐，香砂六君子汤。泄泻，胃苓汤加肉蔻。

耳 证

清臣曰：肾开窍于耳。精气足，则耳听自聪；精气虚，则耳多鸣闭。是耳证以肾为本，其余皆属标病。至耳肿、耳痛、耳停，乃三阳风热所致，宜升阳散火为主治。

耳鸣，属血虚，柴栀四物汤加丹皮、菖蒲；属风热，生地四物合小柴胡，加荆、防、胆草；属肾虚，阴八味丸加菖蒲、远志。

耳聋，属气逆，六安煎加香附、胆草；属阴虚，六味丸加人参、枸杞、菖蒲、远志；属阳虚，开窍丹：黄芪一两，当归五钱，花粉二钱，柴胡、香附、远志、菖蒲各一钱，肉桂、甘草各五分。

耳鸣，属火盛，大分清饮：二苓、泽泻、枳壳、木通、炒栀、前仁；属痰盛，清膈煎：陈皮、贝母、胆星、海石、木通、白芥。

耳聋，属老年，归元汤：熟地一两，附子八钱，当归、人参、焦术、故纸、苡仁各五钱，芡实、山药、杜仲各三钱，炮姜二钱，防风一钱；属少年，明心汤：沙参（生）、黄芪、蔓荆各三钱，炒芍、黄柏各二钱，升麻钱半，炙草一钱。

怒便鸣聋，实者，小柴胡加归、芎、栀子；虚者，八珍汤加炒栀。

气闭鸣聋，实者，逍遥散去白术，加香附、蔓荆、菖蒲；虚者，补中汤加木通、菖蒲。

午前甚，小柴胡加炒栀、黄连。因阳气虚，补中汤加炒栀。

午后甚，苓术四物汤。因肾虚火动，六味丸加知母、牛膝。

阴虚，左归丸。兼有火，清化饮：生地、白芍、茯苓、黄芩、麦冬、丹皮、石斛。

阳虚，右归丸。兼气虚，间用补中汤，加荆、防、菖蒲。

寒火冲耳，痄腮汤：连翘三钱，大力、羌活、防风、柴胡各二钱，荆芥、薄荷、甘草各一钱，生姜。或四顺煎：当归、赤芍、羌活、防风、连翘、炒栀、大黄、甘草、灯心。

耳疮肿痛，小柴胡去半夏，加芎、芍、炒栀、连翘、桔梗、胆草。或丹栀四物加柴胡、银花、连翘、胆草。

痛痒生疮，栀子清肝散：炒栀、当归、川芎、白芍、茯苓、柴胡、丹皮、大力、甘草。或丹栀逍遥散去术，加香附、贝母、银花、菖蒲、木耳、荷叶。

耳内生疔，丹栀逍遥散加菊花。外用蟾酥锭，磨滴耳内，兼服数粒，立效。

月蚀耳疮，四圣散：松香、枯矾、雄黄、蚊蛤，研末，香油调搽。或石膏、龙骨、松香、枯矾，研末，鸡蛋黄炒出油，调搽。

停耳出脓，清肝抑火汤：当归、柴胡、炒栀、黄连、菖蒲、胆草。外枯矾、龙骨、五倍、乳香、发灰，研吹。

补 遗

病后耳聋，填精益气汤：熟地二两，枸杞、菟丝、焦术、苁蓉各四钱，杜仲、故纸、当归、洋参、北芪各三钱，菖蒲、炙草各一钱，桂圆、大枣。火衰，加桂、附。或启窍丹：熟地二两，麦冬一两，枣皮五钱，茯神、枣仁、柏仁、远志各三钱，五味二钱，菖蒲一钱。

耳心痒痛，郁金磨水滴，或葱汁水滴，或磨刀石上铁浆水滴，或木鳖子磨水滴，或鸡冠血、鳝鱼血滴。或蛇蜕研末，吹。或杏仁为末，葱汁和丸，塞耳内。

诸虫入耳，皂角为末吹。若是臭虫，用鳖甲烧烟薰之，立毙。内服菊花甘草汤，以杜火毒。

灸耳证穴道

百会　听宫　听会　耳门　商阳　合谷　风池

目　证

清臣曰：眼目一证，非火有余，即阴不足。黄赤者多实，青白者多虚。实者当泻，虚者当补，此固然矣。然而实中亦有兼虚者，此于肿痛中亦当察其不足；虚中亦有兼实者，又于衰弱内亦当辨其有余。主治之法，有余者宜清肝泻火，不足者宜壮肾扶阳，不可过用寒凉，损伤真气，此一定不易之法。

暴赤肿痛，驱风散热饮：归尾、赤芍、川芎、羌活、防风、连翘、大力、炒栀、大黄、薄荷、甘草。或泻青丸：归尾、川芎、羌活、防风、炒栀、大黄、胆草、竹心、车前。

暴赤生翳，拔云散翳汤：生地、当归、荆芥、防风、薄荷、菊花、蒙花、木贼、蒺藜、蝉蜕、紫草茸、甘草、灯心、葱、姜。内热，加芩、连。热甚，加大黄。夜间目珠痛，加夏枯草。或羚羊饮：羚羊角、茺蔚、防风、大黄、黄芩、元参、木贼、前仁。

血灌瞳人，木贼散：木贼、大黄、黄芩、红花、苏木、炒栀、菊花、归尾。或生地四物，用赤芍，加芩、连、薄荷、大黄。

风热泪淋，洗肝散：当归、羌活、防风、炒栀、炒军、石膏、木通、薄荷、甘草。或黄芩散：黄芩、川芎、白芷、防风、蒺藜、木贼、蝉蜕、僵蚕、蔓荆、香附、甘草、夏枯草。

冲风泪出，痛者为实，川芎茶调散：川芎、羌活、防风、荆芥、菊花、薄荷、木贼、石膏、石决明、甘草，研末，茶下。不痛为虚，补肝散：当归、熟地、炒芍、川芎、防风、蒺藜、木贼。

畏日羞明，连翘散：连翘、黄芩、羌活、菊花、蒙花、蒺藜、草决明、胆草、甘草。或息氛汤：当归、赤芍、茯苓、蒺藜、菊花、炒栀、柴胡、蔓荆、花粉、草决明。

眼漏脓水，人参漏芦散：人参、漏芦、黄芪、当归、防风、赤苓、黄芩、大黄、远志。或当归、胆草各一两，研末，酒下。外柿饼捣涂。

烂弦风眼，柴胡饮：柴胡、生地、赤芍、羌活、防风、荆芥、桔梗、甘草。烂甚，加薄荷、硝黄。外集成方：铜青三钱，研细，蜜浓调，涂粗碗内，陈艾烧烟，碗覆薰黑，人乳调搽。或炉甘石一两（煅研，水飞），麻油调涂碗内，覆陈艾烟上薰黑，刮下，加铜青一钱（研细），麻油调涂。

胎风赤烂，防风汤：防风、羌活、归尾、赤芍、炒栀、大黄、甘草。或生地四物加花粉、甘草。外真金散：当归、赤芍、黄连、黄柏、杏仁，研末，乳浸，晒干，研细，生地捣汁调点。

阴虚火盛，加减一阴煎加菊花，或元麦地黄汤加菊花。

血虚目暗，杞菊四物汤，或杞菊地黄汤。气虚目暗，补中汤加白芍、蔓荆。或补中汤加熟地、菊花。

真阴不足，归芍六味丸。或长寿丸加牛膝、石斛、灯心。

真阳不足，济川饮：熟地八钱，茯神、牛膝各三钱，枸杞、附子各二钱，肉桂、枣皮各钱半，泽泻、五味各一钱，煨姜。或金匮肾气丸。

瞳人枯小，地芝丸：二地各四两，二冬、枸杞、枣皮各三两，当归一两，知母七钱，胆草二钱，蜜丸。或救瞳汤：熟地、白芍、元参各一两，当归、枣皮、丹皮各五钱，山药、菊花各三钱，柴胡五分。

瞳人散大，地黄丸：熟地八两，当归、山药、枣皮、枸杞、巴戟、麦冬、菊花各四两，五味二两，蜜丸。或驻景丸：熟地六两，当归、枸杞各四两，楮实五两，菟丝三两，前仁二两，五味、花椒各一两，蜜丸。

目难远视，养火汤：巴戟一两，玉竹、熟地各五钱，枣皮、枸杞、麦冬各三钱，五味三分，肉桂一钱。或定志丸：人参、黄芪各四两，茯神、远志、菖蒲各二两，肉桂一两，蜜丸。

目难近视，地芝丸：二地各四两，二冬、枸杞、枣皮各二两，当归一两，五味八钱，蜜丸。或八仙长寿丸加枸杞。

附外治方

海岛退翳散：炉甘石一两，入砂罐内，盐泥封固，火煅三炷香久，取出研末，水飞，晒干，再用姜十余片，铺罐底，将甘石饼放姜上，封固，火煅三炷香久，取出，加茨菇粉（磨细）一两，麝香、洋片各一分，银朱四分，合研极细，磁瓶收贮，点眼最效。

炉甘石，入小便泡七日，煎清心明目散药水，将甘石煅七次，焠七次，加硼砂、朱砂、上片①、珍珠、乳香、薄荷，研极细，点眼。

吹鼻散：鹅不食草五钱，青黛、川芎各一钱，研末，吸入鼻中。

洗眼方：黑枣一枚，胆矾一分，黄柏三分，加水蒸透洗，水冷再蒸，多洗数次。或加铜青、姜汁少许，更妙。

① 上片：冰片。

涤眼方：白矾七分，铜青八分，大枣、杏仁、乌梅各一个，花椒三十粒，甘草三分，煎半茶杯，露一夕，次早蒸热洗，最效。

附咒眼方

杨子坚咒火眼法，口念：赤眼神赤眼神，我今知道你缘因，你是相公门前扫街人，只因灰尘吹入目，至今留下赤眼人。吹一口，念：急急如律令。

杨子坚咒犯眼法，左手持剑诀指眼，口念：年不利普安保利，月不利普安保利，日不利普安保利，时不利普安保利。一切九重房内有犯，普安到此，百无禁忌。犯龙头报龙头，犯龙腰报龙腰，犯龙爪报龙爪，犯龙尾报龙尾。弟子巽风一口，一吹一千里，二吹二千里，三吹三千里。太上老君急急如律令。如吹大盛，瞳人反背，再念咒一次，呵一口，则瞳人如故。

吹犯翳咒，口中默念：天灵灵地灵灵，家先香火不安宁，厨灶前头多秽犯，挖窖动土侵龙神，弟子念来神即晓，各安方位守家庭，我今拜请三光至，开尔翳障瞬时明，一切火风皆灭没，神光依旧复天真。吾奉太上老君急急如律令。手用剑诀，在左眼号霄字，在右眼号霄字，在左右眼俱重号霄字，随吸气一口吹之。

又吹犯翳咒，口念：天上金鸡叫，地下锦鸡啼，两鸡来相斗，万毒化为泥。吾奉太上老君急急如律令。手号散字于翳上，运神以手抓出，跌脚叫一声，曰：散。

以上四咒，无论某咒，要随时练习，用之始灵。

灸目证穴道

青肓　太渊　睛明　肝俞　合谷　光明　四白

口　证

清臣曰：脾开窍于口，能运化精液以养五脏，故五脏之气，皆统于脾。五脏偏盛，皆验于口，其证热者固多，而寒者亦不少。临证急宜审慎，不可概用寒凉，损伤真气。

口疮初起，多属实火，清胃泻火汤：生地、黄芩、黄连、炒栀、元参、连翘、葛根、升麻、薄荷、桔梗、甘草。或丹台玉案方：生地、连翘、炒栀、黄柏、木通、元明粉、麦冬、陈皮、桔梗。外冰玉散：石膏（生）一两，硼砂七钱，僵蚕一钱，冰片三分，研吹。或黄连、黄柏各五分，青黛[①]一钱，冰片一分，研吹。

凉药不应，多属虚火。上焦虚热，补中汤加麦冬、五味。中焦虚寒，附子理中汤。下焦阴火，六味丸。火衰土虚，八味丸。无根之火，八味丸及十全大补汤，加麦冬、五味。更以附子研末，唾津调搽涌泉穴。或肉桂噙咽。

口流涎，火证，黄芩芍药汤：黄芩、白芍、甘草。寒证，温脾丸：焦术、半夏、陈皮、炮姜、广香、丁香。

①　黛：原作“黑”，据大德本改。

虚，加参、苓、草。

口唇肿，实证，凉膈散。虚证，六味丸加肉桂、五味。

口唇动，实证，消风散：柴胡、炒栀、荆芥、防风、当归、苡仁、赤小豆、甘草。虚证，六君加柴、芩、升麻。

口㖞邪，牵正散：白附子、僵蚕、全蝎，等分研末，每酒下二钱。外改容膏：蓖麻仁一两，冰片三分①，捣如膏，寒月加姜、附各一钱，左㖞贴右，右㖞贴左，一日即正。

上腭生疮，黄连解毒汤加银花、桔梗、甘草。外柳花散：青黛、蒲黄（炒）、焦柏、人中白各一两，硼砂五钱，冰片五分，研末，甘草汤洗后吹。

补　遗

口苦，心热也，芩连导赤散。兼胆热，小柴胡汤加石膏、知母、胆草。

口酸，肝热也，龙胆泻肝汤：生地、当归、黄芩、泽泻、木通、前仁、栀子、胆草、甘草、灯心。或生地、白芍、柴胡、青皮、木通、知母、胆草。

口甘，脾热也，黄芩白芍各四钱甘草二钱汤。或三黄石膏汤：黄芩、黄连、大黄、石膏。

---

① 蓖麻仁……三分：原作“蓖麻仁、冰片”，据大德本改。

口辛，肺热也，白虎汤加黄芩、天冬。或麦冬、知母、黄芩、桑皮、骨皮、青皮。

口咸，肾热也，六味丸加元参、知母。或滋肾丸：枸杞、枣皮、杜仲、故纸、石斛各二两，首乌、龟胶各两半，当归、生地、人参各一两，五味八钱，蜜丸。

口淡，胃热也，人参白虎汤加花粉、麦冬。或石膏、青黛、石斛、灯心。

口臭，胃火郁积也，甘露饮：二地、二冬、黄芩、石斛、犀角、茵陈、枳壳、香薷、甘草、枇杷叶。或竹叶石膏汤：沙参生、麦冬、半夏、石膏、甘草、竹叶、生姜、粳米，重加香薷。

灸口证穴道

人中　承浆　十宣　金津　玉液　海泉　涌泉

舌　证

清臣曰：舌乃心苗，诸病初起先形于舌。黄胎者为①实热，白胎多属虚寒。至胎变黑色，无津液者为阳证，有津液者为阴证。能辨舌之阴阳，较诊脉为尤捷。

舌黄或黑而燥，宜清凉，芩连白虎汤；宜攻下，大小承气汤。

舌黄或黑而润，属阳虚，附子理中汤，属阴虚，附子

① 者为：大德本、博文本、益新本均作“多属”。

理阴煎，俱加半夏、砂仁。

舌肿，消毒饮：荆芥、炒栀、黄芩、黄连、连翘、大力、薄荷、木通、甘草、灯心、车前。或黄连解毒汤加大黄。

舌疮，黄芩汤：黄芩、丹皮、白芍、黄连、贝母、银花、甘草。或泻心汤：生地、当归、白芍、炒栀、黄连、麦冬、犀角、薄荷、甘草。外莱菔汁噙漱，蚊蛤研敷。

舌衄，六味丸加槐花。外茅根、前仁、蒲黄、发灰、百草霜，研撒。

舌吐不收，泻心汤：生地、木通、黄连、麦冬、甘草、灯竹心、车前草。外冰片研搽。

舌缩入喉，石室丹：焦术五钱，人参三钱，附子、肉桂、炮姜各一钱。或四味回阳饮。

小舌脱下，盐橄榄煅存性，研吹。或扬尘吊，研点。

重舌、木舌、紫舌，抑火汤：黄芩、黄连、炒栀、连翘、大力、荆芥、薄荷、木通、甘草、灯心。外冰硼散：冰片五分，硼砂、元明粉各五钱，朱砂六分，研吹。

补　遗

舌上生疮，青铜钱六十文，烧红，投酒中服。或芒硝噙口内。

舌上生衣，牛黄、朱砂、玄精石，研末，刺舌尖出血搽。

舌证凉药不效，八味丸或镇阴煎。或十全加麦冬、五味。

灸舌证穴道

兑端　少冲　神门　中渚　外关　廉泉　复溜

鼻　证

清臣曰：鼻为肺窍，有火则干燥，遇寒则清涕，倘风寒入髓，阻塞清道，则鼻塞不通，久则虚损元气，变成鼻渊等证。

鼻塞不通，川芎散：川芎、白芷、羌活、苍术、藁本、细辛、甘草、姜、葱。或二陈汤加白芷、细辛、苏叶、生姜。

鼻中干燥，黄芩知母汤：黄芩、二母、桑皮、天冬、杏仁、花粉、炒栀、桔梗、甘草。或黄芩、黄连、瓜蒌、贝母、陈皮、胆星、炒栀、甘草。

鼻中生疮，乌犀散：犀角、羚羊、二母、二冬、黄芩、胡连、甘草。外陀僧、白芷，研末，陈烛油调搽。

鼻中生痔，消痔散：辛夷、丹皮各二两，白芷、枳实、桔梗各一两，炒栀五钱，研末，莱菔汤下。外三妙散：白矾五钱，轻粉二钱，杏仁七个（去油），研吹。

鼻准红赤，石膏、葛根、花粉、黄芩、桑皮、杏仁、桔梗、甘草。外大黄、雄黄，研末，香油调搽。

鼻如烟煤，白虎合承气汤。或黄连、犀角、花粉、蒌霜、青黛。

鼻孔扇张，实证，石膏、葛根、黄芩、黄连、瓜蒌、贝母、桑皮、苏子、甘草；虚证，八仙长寿丸加人参、枸杞、牛膝。

鼻流浊涕源源不断，鼻渊也，川芎茶调散：川芎、白芷、荆芥、黄芩、炒栀、贝母、桔梗、甘草，研末，茶下。历久，十全倍加防风。

鼻流臭脓，时时脑痛，脑漏也，防风汤：防风、人参、黄芪、当归、生地、白芍、黄芩、黄连、黄柏、知母、麦冬、白及、百合、甘草，加丝瓜近根三五尺（煅存性），和酒冲药服。久不愈，补中汤加麦冬、炒栀。

补　遗

鼻中息肉，枯矾研末，和猪油，绵裹塞，数日即落。

鼻孔烂穿，鹿霜、枯矾、发灰，研末，花椒水洗后搽。

蚁虫蚀鼻，黑芋挖一孔，入桐油、竹虱[1]，火煎搽。

灸鼻证穴道

百会　上星　前谷　迎香　人中　合谷　禾髎

齿　证

清臣曰：齿乃肾之余，其为病也，非火有余，即阴不

---

① 竹虱：一种寄生在竹上的小虫。《本草纲目·虫三·竹虱》："竹虱生诸竹及草木上皆有之，初生如粉点，久便能动，百十成簇，形大如虱，苍灰色。"

足。然其中又有风痛、寒痛、虫痛之别，治此证者，务必逐一辨明，用药乃无差缪。

阳明胃热，清胃散：生地、当归、丹皮、青皮、防风、细辛、升麻。上门牙属心火，加黄连、麦冬。下门牙属肾火，加黄柏、知母。虎上牙两边属胃火，加石膏、花粉；虎下牙两边属脾火，加黄芩、白芍；盘上牙左边属胆火，加柴胡、胆草；盘下牙左边属肝火，加炒栀、胡连；盘上牙右边属大肠火，加枳实、大黄；盘下牙右边属肺火，加黄芩、骨皮。

肾阴亏损，有火，六味丸加骨碎补；无火，八味丸加骨碎补。

不甚肿痛、不怕冷热，为风牙痛，消风散：生地、当归、防风、荆芥、白芷、细辛、蝉蜕、僵蚕、花椒。外草乌、僵蚕、蜂房煅、牙皂，研搽。

不肿痛甚，喜饮热汤，为寒牙痛，温风散：当归、川芎、白芷、藁本、羌活、麻黄、附子、细辛、荜茇，服一半，噙一半。或干姜、荜茇，服一半，噙一半。或干姜、荜茇、细辛，煎噙。

蚀损蛀空，牙败而痛，为虫牙痛，玉池散：当归、川芎、防风、白芷、藁本、骨皮、槐花、升麻、细辛、甘草、黑豆、生姜。外雄黄、蟾酥、花椒、荜茇、麝香，研末，枣肉为丸如米大，纳孔内。

牙床腐烂，齿牙脱落，走马牙疳也，冰白散：人中白一钱，铜青、杏仁各五分，冰片三分，牛黄二分，麝香一分，研搽。或麝矾散：麝香五厘，白矾五分，胆矾一钱，铜青二钱，研搽，均匀下咽。

齿缝出血，牙宣证也。实火，清胃汤：石膏、生地、丹皮、黄芩、黄连、升麻。虚火，六味丸去枣皮。外黄豆豆渣敷。

上热下寒，格阳证也，镇阴煎加骨碎补。或石室丹：熟地一两，茯苓、枣皮各五钱，牛膝、麦冬各三钱，五味一钱，附子、肉桂各五分。

补 遗

得冷稍轻，实火也，切要方：生地、石膏、荆芥、防风、蒺藜、丹皮。或生地、当归、黄芩、石膏、知母、骨皮、牛膝、大黄、甘草、车前。外一笑散：火硝、元明粉、雄黄、冰片，研搽。或生地、樟脑、细辛，捣噙。

得热稍减，虚火也，八味丸去附子，加碎补、牛膝、前仁。或益火汤：熟地一两，枣皮、茯苓、碎补各三钱，肉桂二钱。外三香散：丁香、花椒、冰片，研搽。或白矾、枯矾、胡椒、花椒、青盐，研搽。

风火牙痛，抑火汤：生地、石膏、防风、荆芥、青皮、丹皮、细辛、甘草、细茶。

阴虚火盛，玉女煎：熟地一两，石膏五钱，麦冬三钱，知母、牛膝各二钱，加炒栀、骨皮。

阳虚寒盛，阳和汤：熟地一两，鹿胶三钱，麻绒、炮姜各五分，肉桂、甘草各一钱，甜酒，加碎补。

灸齿证穴道

两耳门尖　听会　颊车　昆仑　太渊　三里　三间　二间

喉　证

清臣曰：咽喉为出入门户，一物不容。其证有喉痹、单蛾、双蛾、缠喉。名色总不外阴阳两字，阴证十中一二，阳证十居八九。红肿痰盛，臭气触人，为阳证，宜消风散热。漫肿痰少，全无臭气，为阴证，宜引火归元。此证宜放血，不可发汗。放血，即发汗之意也。少商穴，在两手大指内边，与指甲根齐，旁出一分，用磁锋①、银针刺破，勒出恶血数点。血红者轻，血黑者重，血成黄水，则不可救也。

阳证喉痹，六脉洪数，喉痹饮：荆芥、薄荷、僵蚕、前胡、花粉、贝母、元参、大力、银花、桔梗、甘草、灯心。或疏风解毒汤：荆芥、大力、贝母、射干、豆根、薄荷、银花、桔梗、甘草、灯竹心。阴虚，加生地、元参；心火，加黄连；胃火，加石膏；便结，加大黄。外吹加味金锁匙：火硝三钱，硼砂二钱，冰片八厘，雄黄六分，僵蚕四分，寒水石一钱，人中白、灯草灰各三分，研吹。

---

① 磁锋：瓷器碎片的尖端。

阴证喉痹，六脉沉迟，镇阴煎或长寿丸加肉桂。或补喉汤：熟地二两，枣皮、茯苓各一两，牛膝二钱，肉桂一钱。或黄芪五钱，焦术四钱，生附子、熟附子、半夏各二钱，炙草一钱。外附子、吴萸、麝香，和麦面，烧酒调敷两足心。

满片红肿，缠喉风也，仙方活命饮。外白降雪散：石膏一钱半，硼砂一钱，火硝五分，枯矾、元明粉各三分，上片二分，研吹。

满喉生疮，喉癣也，一阴煎加银花、大力、连翘、桔梗。外寒水石五钱（煅），硼砂、朱砂、火硝各一钱，冰片五分，研吹。

喉生大白泡，乳蛾也，加味甘桔汤：荆芥、贝母、大力、薄荷、细辛、桔梗、甘草。热甚，加芩、连；肿甚，加银花。外人指甲煅研，吹上即破。

元阳飞越，痰如拽锯，独参汤：高丽参脓①煎，加姜汁、竹沥冲服。或参橘汤：洋参一两，橘红一钱，脓煎，加姜汁、竹沥，冲服，缓则不救。

补　遗

实证，痛而不肿，射干汤：射干、豆根、连翘、大力、元参、荆芥、防风、桔梗、甘草、竹心。痛而兼肿，凉膈散加射干、大力。

---

① 脓：通“酞”。浓厚。《释名》：“脓，酞也，汁酞厚也。”

虚证，虚在阴分，长寿丸加牛膝；虚在阳分，桂附理中汤。

阳证外治方：田螺捣烂，加麝香，涂足心，左涂左，右涂右，半时辰，久则失音。或加减七宝散：火硝三钱，硼砂、礞石、明雄各一钱，全蝎一个，枯矾、上片各一分，研吹。

阴证外治方：附子、故纸，研末，醋调敷两足心。或生附子、灯心灰，研吹，极效。

治喉证捷法：用麻线刮耳后颈腮，或针刺舌下青筋出血，或捣蒜如泥贴足心，或桂、附研末，调贴足心，或仙人掌、辰砂、冰片，研吹。《嵩崖尊生》所载玉、碧、金、玄四丹法制，吹喉极效，制法列后。

玉丹为母，明矾一两，火硝一两，将三味打碎，先投明矾十分之三，装宝罐内，微火溶化，渐次加后二味，不住手搅，挨次加完，烊如馒头，架炭火烧枯，滴薄荷、牙皂水少许，烘干，加牛黄更妙。烘干后覆净地，退火气，研末听用。合后三味，为玉碧金玄丹，凡属喉证，一吹即愈。

碧丹，祛风消热，百草霜半茶杯，甘草灰三茶匙，梅片五厘，合玉丹三分，玄丹一厘。

金丹，消肿出痰，火硝二钱，蒲黄四分，僵蚕一钱，梅片二分。

玄丹，止痛解毒，灯草一分，热水四分浸[①]，筑竹管内，封固，火煅，去管，研用。

余以四丹合而为一，救人无算。重症玉碧合十分之七，轻症玉碧合十分之四，随用随合，四丹照分平合亦妙。

附绿袍散

治虚火上炎，喉痹舌痛诸证，樟脑五钱，薄荷三钱，研细，入宝罐内，碗覆罐上，湿纸封固，微火升起刮下，加黄柏末一两，人中白五分，青黛少许，吹喉，极效。

灸喉证穴道

小海　阳溪　液门　然谷　窍阴

脾　胃

清臣曰：脾胃为后天化源，喜燥恶湿。虚冷则寒从中生，邪气壅滞胸膈，中气不运，百病丛生，宜节饮食，忌生冷。凡治病勿伤胃气，久病宜保脾土，以土能生万物，他脏皆取资焉。

脾胃强旺，平胃散。肉积，加山楂；面积，加麦芽；谷积，加神曲；痰多，加半夏；呕吐，苍术换白术，加砂仁、藿香；腹痛，加木香、香附；胁痛，加柴、芍、枳

① 灯草……四分浸：大德本、博文本、益新本均作“灯草一钱，热水浸”。

壳；饱胀，加香附、枳壳、白蔻、砂仁；气块，加三棱、枳实、槟榔、小茴；小便赤，加苓、泽；大便结，加硝、黄。

脾胃虚弱，四君子汤加陈皮，名异功散，调理脾胃；再加半夏，名六君子汤，治气虚有痰，脾虚鼓胀；再加香附、砂仁，名香砂六君子汤，治虚寒胃痛及腹痛泄泻。六君加山药、扁豆，名六神散，治小儿表热退后又热；六君加柴、芍、葛根，名柴芍六君子，健脾退热；六君加黄芪、山药，名黄芪六君子，病后调脾进食。四君加木香、藿香、葛根，名七味白术散，治脾虚肌热，泄泻作渴。六君加柴、芍、芩、葛，名十味人参散，治虚热潮热，身体倦怠；六君加麦冬、竹沥，治四肢不举；六君加姜汁、竹沥，治半身不遂。

劳倦伤脾，中气不足，补中益气汤。有痰，加苓、夏；胃冷，加炮姜；足冷，加附子；腹胀，加砂、半、白蔻；泄泻，去当归，加苓、泽；食积，加楂、麦、曲、枳；痞满，加枳实、草蔻、姜黄。

补　遗

调元粉：潞参、山药、莲米、芡实、胡桃、枣肉、黑芝麻、花生、花椒，加糯米，炒黄磨粉，白糖调服。

加味养元粉：条参、茯苓、莲米、山药、芡实各一两，山楂五钱，花椒一钱，加糯米一升，炒黄研末，白糖调服。

八仙长寿糕：北芪、人参、茯苓、山药、莲米、芡实、苡仁、扁豆各一两，加糯米一升，炒黄磨细，入白糖一斤，打成糕，随食，调服亦佳。

八仙糕：芡实四两，条参、玉竹、山药、莲米、茯苓、苡仁、扁豆各二两，外阴米一升，黑芝麻、黑小豆各一茶杯，核桃仁三两，花椒一撮，共炒研为末，不论酥油、猪油、红糖、白糖，随意调服。

以上四方，均大养脾胃，长服不断，益寿延年，大有奇效。

附消食外治方

凡饮食不消，用推运法，口呼出浊气三五口，以手握拳，上挣三五次，向背后下筑三五次，两拳当胸，左右转腰三五次。或跪一只脚，伸一只脚，两拳挣地，耸肩三五次，其食自消。

痞　满

清臣曰：痞塞不通为痞，胀满不行为满。有邪有滞为实痞，无邪无滞为虚痞。有胀有痛为实满，无胀无痛为虚满。实痞实满，宜消散。虚痞虚满，宜温补。

实痞实满，平胃散、枳术丸。甚者，丁香白蔻等分散。

虚痞虚满，理中汤、理阴煎。甚者，六味回阳饮。

气血失调，人参、焦术、茯苓、当归、川芎、陈皮、砂仁、白蔻、泽泻、柴胡。

气血虚极，人参、焦术、茯苓、当归、川芎、炒芍、陈皮、益智。

元气虚寒，人参、焦术、茯苓、陈皮、肉桂、附子、炙草、煨姜。

痞满成块，万年红旧对子纸，剪如块大，烟油摊贴，大膏药盖，呕晕口噙冷水，水热又换，三次即消。继服黄芪六君子汤，或八珍汤，或酌用六八味丸。

补　遗

食积，藿砂枳术丸加楂、麦、神曲、草蔻，或大和中饮。

痰气，砂蔻二陈汤加丁香，或香砂六君加南星、白芥。

脾虚，补中汤加砂、蔻、半夏，或归脾汤加砂仁、白蔻。

肾虚，阳八味丸或右归饮丸。

脾肾虚，理脾涤饮加故纸、益智、草蔻，或参术理阴煎加砂、半、故纸、益智。

单痞气，人参、焦术、苍术、半夏、陈皮、肉桂、炮姜、枳实、防风、泽泻、生姜。日久，去枳实，加茯苓。

单中满，人参、焦术、茯苓、山药各二两，莲米一两，白蔻六钱，陈皮五钱，苏梗、甘草各三钱，蜜丸，每米汤下三钱。泄，加益智。

痞复兼满，焦术四两，茯苓、陈皮、陈冬米各二两，神曲、麦芽各一两，白蔻、砂仁、广香各五钱，气滞加香附八两，水丸，每姜汤下三钱。

脉实证实，青皮、陈皮、三棱、莪术、香附、神曲、麦芽，研末，醋丸梧子大，每茶下三五十丸。或二陈加砂、枳、楂、连、青皮、木香。

脉虚证虚，人参、焦术、茯苓、苡仁、山药、芡实、谷芽、莱菔、肉桂。或熟地、焦术各五钱，枣皮四钱，杜仲三钱，故纸一钱，附子五分。

灸痞满穴道

膻中　中脘　期门　章门　通谷　脾俞　三焦俞　少商　内关　涌泉

积　聚

清臣曰：坚硬不移为积，积者积垒之谓，由渐而成者也。时有时无为聚，聚者聚散之谓，作止不常者也。积多在血分，聚多在气分。临此证者，辨其有形无形，在血在气，而治积治聚，胸中自有把握矣。

有形宜攻，加味百顺丸：大黄二两，桃仁一两，红花五钱，牙皂二钱，研末为丸，每服二三钱。或神保丸：木香、胡椒各二钱半，全蝎七个，巴豆十粒（去油），研末，为丸麻子大，朱砂为衣，每柿蒂汤下七八丸。

无形宜散，加味神香散：砂仁、白蔻、枳实、丁香，研末，每姜汤下一二钱。或木香调气散：木香、藿香、檀香、丁香、砂仁、白蔻、炙草。

不堪攻击，止宜消导渐磨，和中丸：焦术、枳实、厚朴、槟榔、陈皮、半夏、木香、炙草，姜汁为丸服。或藿砂枳术丸加陈皮、半夏。

虚弱失调，止宜和中养胃。虚在脾胃，砂半理中汤；虚在肝肾，六味回阳饮加橘、半、砂仁、白蔻。

补 遗

实证，大七气汤：三棱、莪术、青皮、陈皮、藿香、香附、益智、肉桂、桔梗、甘草、姜、枣。心胃痛，加枳实、乌药。或遇仙丹：黑丑、槟榔各二两，大黄一两，三棱、莪术各五钱，木香二钱半，研末，皂角子煎汤，煮糊为丸，茶下。

虚证，补中汤去升、柴，加苓、夏、枳、朴、山楂。或五味异功散加枳实、砂仁、白蔻、炮姜、藿香。

统治积聚，焦术、当归、半夏、枳实、厚朴、香附、陈皮、砂仁、木香、山楂、生姜。左，加川芎、桃仁、肉桂；右，加三棱、莪术、青皮；肉积，加肉果；面积，加莱菔；痰积，加海石、蒌霜、茯苓、槟榔；疟后，加柴胡、鳖甲；气虚，加人参。

积聚难化，消痞膏：陀僧六两，羌活、蓼花子各一两，阿魏五钱，山甲三钱，用香油斤半熬膏，摊布上，加麝香贴。内用蓼花子三钱，研末，烧酒泡二斤，常服，兼治痞满。

灸积聚穴道

积聚在上，灸上脘、中脘、期门、章门；积聚在下，灸天枢、章门、肾俞、气海、关元、中极、水道。

呕吐

清臣曰：有物有声为呕，有物无声为吐，有声无物为哕。哕，即干呕也。三者虽有分别，无不由胃气不和所致。主治之法，先辨外感内伤及寒热虚实，更详他证所因，斯对证立方，随手奏效。至面青爪黑，腹痛肢厥，立见险危矣。

外感风寒，小柴胡汤加陈皮、茯苓。或藿香正气散。

内伤饮食，枳术二陈汤加香、砂、曲、麦。或和胃饮加砂、半、藿香。

胃寒呕吐，生姜饮：生姜一两，半夏五钱，橘红三钱，藿香二钱，丁香二分。或砂半理中汤加白蔻、丁香。

胃热呕吐，石膏一两，麦冬五钱，炒栀三钱，黄连二钱，枇杷叶。或温胆汤加黄连、麦冬、竹心。

胃虚呕吐，四君加沉香、丁香。或六君加炮姜、广香。

胃实呕吐，三一承气汤。或二陈汤加枳实、大黄。

虫积呕吐，四君去草，加乌梅、花椒。或理中去草，加榧子、雷丸。

停水呕吐，四苓散加陈皮、半夏、生姜。或平胃散加苓、夏、藿、砂、乌梅、炮姜、生姜。

痰饮呕吐，控涎丹见痰证。或香砂六君子汤。

百药不效，汞硫散：水银一钱，硫黄二钱，研末，姜汁开水下。

补　遗

胃寒，参姜饮：人参五钱，炮姜三钱，炙草一钱。或华佗[1]方：人参一两，炮姜三钱，丁香、陈皮各二钱，砂仁三钱。

胃热，二陈汤加石膏、黄连。或凉膈散。

胃虚，六君加藿香、砂仁、神曲、老米。或异功散加白蔻。

水虚，六味丸，盐汤下。或金水六君煎。

火虚，八味丸，姜汤下。或六味回阳饮。

虫积，理中汤去甘草，加槟榔、黄连、乌梅[2]、花椒。或化虫丸：使君、芜荑、鹤虱、胡粉、槟榔、枯矾、楝根。

食积，大和中饮。或香砂平胃散加苓、夏、楂、麦、曲。

统用二陈汤。寒吐，加砂仁、炮姜；热吐，加炒栀、

① 佗：原作“陀”，诸本同，据《后汉书·方技列传第七十二下·华佗》改。

② 梅：原作“椒”，据大德本改。

黄连；虚吐，加参、芪、焦术；实吐，加枳、朴、硝、黄；虫吐，加使君、乌梅；停水，加姜、术、猪、泽；痰饮，加参、术、砂、姜；伤食，加香附、砂仁；伤酒，加葛根、黄连；气逆，加沉香、木香；中菌毒，加参、术、姜、附，二剂加熟地。

灸呕吐穴道

日月　肺俞　胃俞　曲泽　通谷　通里　太溪　太冲　意舍　百会

反　胃

清臣曰：反胃之证，有随食随吐，有朝食暮吐。人以为病在胃也，而不知病在肾。肾水虚，不能润喉，因喉燥而吐；肾火虚，不能温脾，因脾寒而吐。凡治反胃，必先治肾，肾水相济，则上可转挽，下易运化。肾火薰蒸，则釜底有薪，水谷俱熟[①]，否则肾冷而脾益寒，胃不受食，必上涌而吐矣。

随食随吐，无水也，熟地两半，枣皮一两，麦冬五钱，茯苓钱半，五味五分。或八仙长寿丸：熟地二两，山药一两，枣皮、茯苓、麦冬各五钱，丹皮、泽泻各三钱，五味二钱。

朝食暮吐，无火也，熟地两半，枣皮一两，附子二钱

---

①　熟：原作“热”，据大德本改。

半，肉桂、茯苓各钱半。或八味地黄汤：熟地二两，枣皮一两，山药六钱，附子五钱，茯苓三钱，丹皮、泽泻、肉桂各二钱。

补 遗

食下即吐，胃火上冲也，人参白虎汤，重加半夏。

朝食暮吐，下元无火也，吴萸四逆汤：附子五钱，炮姜三钱，吴萸、炙草各一钱。

肝气上逆，小柴胡倍半夏，加吴萸。

肝经郁结，逍遥散加吴萸、黄连。

历久不止，旋覆代赭汤：旋覆花六钱，代赭石煅、人参、半夏、炙草各三钱，姜、枣十二个。

灸反胃穴道

上脘　中脘　下脘　天枢　膈俞　脾俞　胃俞

呃 逆

清臣曰：呃逆之证，多由胃气虚极，有寒有热。至伤寒瘟疫，以及久病，此证亦多，名虽相同，治法大异。胃虚，宜安宜补；寒瘟，宜清宜下；肝木乘脾，咽喉气滞，又宜平肝补土，开滞逐瘀。

胃热，沙参、茯苓、花粉、枳实、陈皮、黄连、柿蒂、竹茹。或白虎汤加陈皮、竹茹。

胃寒，人参、焦术、茯苓、半夏、陈皮、白蔻、砂仁、丁香、炙草、烧姜。或加味四逆汤：附子、炮姜、吴萸、柿蒂、丁香、炙草。

脾肾虚寒，六味回阳饮[1]加柿蒂、丁香。或理脾涤饮加故纸、益智、柿蒂、丁香、炙草[2]。

肝肾虚寒，附子理阴煎加柿蒂、丁香、吴萸、花椒。或暖肝益肾汤：熟地[3]、当归、枸杞、杜仲、附子、沉香、丁香、吴萸、刀豆壳（炮）。

痰气上逆，六君加苏子、沉香。或苏子降气汤去桂，加沉香、枇杷叶。

寒瘟失下，大承气汤。或白虎合承气汤。

瘀血凝滞，桃仁承气汤。或会厌逐瘀汤：生地、归尾、赤芍、枳实、元参、柴胡、桃仁、红花、桔梗、甘草。

久病元气亏损，大补元煎。或右归饮加人参、炮姜、柿蒂、丁香。

统用丁香柿蒂汤：丁香、柿蒂、陈皮、竹茹。因火，去丁香，加柴、芩、芍、夏；因寒，去竹茹，加桂、附、姜、术；因气，加砂、半、木香；因痰，加苓、夏、木香；因食，加曲、麦、槟榔；因停水，合四苓散；因郁结，加郁金、青皮；脉虚甚，合六君子汤。

呃逆单方：纸捻通鼻取嚏。或烧酒一杯，新汲水兑

---

① 六味回阳饮：原作“瘟宜清汤饮”，据大德本改。
② 炙草：大德本、博文本、益新本均无此二字。
③ 熟地：原作“生地”，据大德本改。

服。或姜汁和蜜热服。又气不归元者，刀豆米，炒黑为末，开水下。

灸呃逆穴道

膻中　中脘　气海　三里

又妇人乳头垂下处，男子乳下一指空陷处，男左女右，灸三壮，立止。

噎　膈

清臣曰：噎膈证，要分门别户，治乃得法。有气膈、食膈、酒膈、痰膈数种。气膈、食膈，惟老人最多，极难施治，因贲门干枯，食不能入，遂成噎膈。

因气而得，二陈汤加香附、台乌、砂仁。或逍遥散加香附、郁金、青皮、陈皮。

因食而得，二陈汤加楂、麦、莱菔。或香砂平胃散加楂、麦、神曲、草蔻、槟榔。

因酒而得，二陈汤加葛花、黄连、砂仁、沙糖。或清化饮：生地、白芍、茯苓、黄芩、麦冬、丹皮、石斛，重加葛花。

因痰而得，二陈汤加葶苈、苏子。或六安煎加花粉、蒌霜。

因脾虚，健脾汤：条参、北芪、焦术、茯苓、枣仁、砂仁、白蔻、桂圆、煨姜。或六君去草，加砂、蔻、炮姜。

因肾虚，济艰汤：熟地、当归各一两，山药、元参各五钱，牛膝三钱，前仁一钱。或熟地一两，山药、枣皮、苁蓉、当归各三钱，枸杞、杜仲、牛膝各二钱，肉桂一钱。

因脾肾虚，熟地八钱，条参五钱，北芪、焦术各四钱，茯神、山药、牛膝各三钱，枣皮、枸杞、附子各二钱，肉桂一钱。或理脾涤饮加故纸、益智。

因阳明积热，推荡饮：沙参、当归、知母、槟榔、莱菔、大黄、厚朴。甚者，加硝。或二陈汤加桃仁、枳实、大黄。

统用四物，去生地，合二陈，加瑞胶七钱，枳壳（盐炒）、升麻（炙）、桃仁、红花、柿饼、韭汁、饴糖。虚，加人参；热，加芩、连；郁，加香附；食，加楂、麦；虫，加芜荑。

补 遗

糯米粉，用老牛口内涎，拌和为丸服。

牛口内回嚼之草，同陈仓米、灶心土，煎汤当茶饮，一月为度。

生鹅血，乘热饮。

汞硫散见呕吐。

净牛乳，加白糖，日日炖服。

枇杷叶、橘红、生姜，随时炖服。

补脾汤：人参二钱，焦术三钱，黄芪一钱，茯苓、橘红各钱半，砂仁八分，炙草五分，姜、枣、枇杷叶（去毛炙）。

戊己丸：熟地八两，枣皮三两，丹参两半，当归、苡仁、牛膝、麦冬各二两，元参、白芥各一两，五味五钱，姜汁、白蜜为丸，每服二钱，渐加至三四钱，老米煎汤下。

启膈散：沙参、丹参各三钱，贝母钱半，茯苓一钱，郁金五分，砂仁壳四分，荷叶蒂二个，杵头糠五分。虚，加人参；痰，加橘红；食，加楂、麦、莱菔；虫，加胡、连、芜荑；血积，加桃仁、红花。

灸噎膈穴道

膏肓　膻中　中脘　膈俞　心俞　脾俞　三里　乳根

关　格

清臣曰：热在丹田，尿不得出为关；塞在胸膈，食不得入为格。

脉虚人倦，六君子汤去白术，加冰片、麝香，冲服。

脉细挟冷，一炁丹：人参、附子，加冰片、麝香，研末，糊丸服。

脉数有热，五苓散加枳、朴、槟、黄、栀、通、陈皮、生姜，加冰片、麝香，冲服。

脉盛痰壅，枳朴二陈汤去半夏，加贝母、蒌霜、川芎、香附、砂仁、苏子、生姜、竹沥，磨广香、沉香，冲服。

身冷无脉，二便不通，大承气汤。

小便久闭，诸药不效，假苏散：荆芥、陈皮、香附、赤苓、木通、瞿麦、麦芽，研服。外甘遂研末，水调敷脐下，内服甘草汤，立通。

补　遗

由肝气郁结，开门散：当归、白芍、焦术各五钱，茯苓、花粉、炒栀、柴胡、牛膝、前仁各三钱，陈皮、苏叶各一钱。

由胆气不通，和解汤：当归、白芍、茯神各三钱，丹皮二钱，柴胡、薄荷、甘草各一钱，枳壳五分。

由阳火炽盛，启关散：白芍、麦冬各五钱，柏仁三钱，花粉钱半，滑石、黄连各一钱，人参、甘草各五分，桂枝三分。

由肾气虚弱，水火两补汤：熟地、麦冬各一两，焦术、茯神各五钱，枣皮四钱，牛膝、前仁各三钱，人参二钱，肉桂一钱，五味五分。

由肾经寒邪，白通汤：炮姜一两，附子生，一枚，葱头四根，人尿、猪胆汁冲服，随服八味地黄丸。

通用，二陈汤加当归、木通、枳壳、煨姜。或五苓散加姜、附、半夏。外用盐炒热，布包熨脐。或皂角煎汤，浴小腹阴囊。或酒壶装开水，熨脐腹。

灸关格穴道

天枢、气海，随服益元散，立效。

咳 嗽

清臣曰：有声有痰为咳，有声无痰为嗽。士材谓有九种，景岳谓只二端，两公所论不虚，九种实有之，二端亦备治。余[①]谓外感当辨风寒、燥热，内伤宜分虚实、阴阳。风寒宜宣散，燥热宜清降，阴虚宜润肺滋水，阳虚宜温补脾肺。惟虚劳失血，咳嗽最多，药宜轻清之品，阴虚者养阴疏散，阳虚者扶阳疏散。药不尽剂，中病即已。

伤风咳嗽，人参败毒散。或杏苏饮：杏仁、紫苏、前胡、黄芩、麦冬、桑皮、陈皮、浙贝、枳壳、桔梗、甘草、生姜。

伤寒咳嗽，华盖散：麻黄、杏仁、茯苓、陈皮、桑皮、前胡、苏子、桔梗、甘草、生姜。或苏陈九宝汤：紫苏、陈皮、桑皮、腹皮、麻黄、杏仁、薄荷、薄桂[②]、甘草、生姜。

有火咳嗽，凉肺汤：黄芩、花粉、麦冬、炒栀、陈皮、贝母、枳壳、桔梗、甘草、灯心。或芩连二陈汤加炒栀、桔梗。

---

① 余：原作“今”，据大德本改。

② 薄桂：桂枝之皮薄者。

燥热咳嗽，清肺汤：二母、二冬、桑皮、陈皮、甘草。燥甚，加蒌霜。痰多，加半夏。或二地、二冬、阿胶、百合、贝母、桑皮、桔梗、甘草。

阳虚昼咳，六君子汤加炮姜。或补中汤加苓、夏、姜、桂。

阴虚夜咳，金水六君煎加胡桃、枇杷叶。或六味丸加龟胶、牛膝、五味。

干咳无痰，桔梗汤：桔梗、前胡、黄芩、炒栀、香附、二母。或归地六君加前胡、杏仁、桔梗。

肺痿咳嗽，玉竹、生地、沙参、二冬、二母、紫菀。或生地、麦冬、二母、紫菀、百部、桔梗、甘草。

肺痈咳嗽，贝母、生地、白及、紫菀、茜根、连翘、银花、甘草。或银花、甘草、黄蜡、猪油各四两，煎去渣，切片服。

补　遗

胃冷久咳，肥鸭一只，剖去肠杂，入人参、焦术、肉桂，炖食。或猪肚一个，入生姜四两，炖食。

年老久咳，夜卧难安，猪板油四两，煎去渣，入饴糖、蜂蜜、胡桃各四两，开水冲服，加白梨膏更效，噙化亦可。或猪心肺一付，蜂蜜四两，甜杏仁四十九个，姜汁半杯，入肺管内，炖熟，睡醒时服。

灸咳嗽穴道

膻中　肺俞　列缺　尺泽　鱼际　风门　风府　太渊

期门　天突　乳根

齁[1]　证

清臣曰：齁病得自先天者，难治；得自后天者，可疗。此证由于脾冷者，十居八九，宜温宜燥。由于风寒者，十之二三，宜温宜散。有夹痰者，袪痰为先。遇冷即发者，温脾为要。余谓药性以麻黄、砒石为最猛。麻黄用于齁证，虽暑热之天，不可偏废。砒石用于齁证，虽羸弱之体，亦所必需。此药施治，多有愈者。

齁因风寒，麻黄汤加茯苓、白芍、炮姜、五味。

齁因痰火，八仙汤：石膏、黄芩、二母、麻黄、杏仁、桔梗、甘草。

遇冷即发，小青龙汤：桂枝、白芍、半夏、炮姜、细辛、五味、甘草、麻黄[2]。

中气不足，补中汤加半夏、砂仁。

肾气不摄，八味丸去桂，加前仁。

治齁病猛方，紫金丹：白砒一钱，枯矾三钱，淡豆豉一两，饭和为丸，绿豆大，每冷茶下七丸，小儿二三丸，忌热物半日。

治齁病妙方：指甲花[3]连根带叶，浓煎，乘热蘸汁，

---

① 齁（hōu）：哮喘。

② 麻黄：原脱，据大德本补。

③ 指甲花：凤仙花。

在背心用力擦洗，随冷随换，擦至热极为度，再用白芥三两，白芷、轻粉各三钱，共研为末，蜜调作饼，烘热，贴背心第三节骨上，以热痛难受为妙，多贴数次自愈。此法无论寒热虚实，盐酱醋酒及痰气结胸，痰喘咳嗽，均效。

断齁方：海螵蛸一两，瓦上焙枯，加枯矾四钱，研末，饴糖调服，数次断根。或地老鼠去皮脏，瓦焙干，合六君，为丸服。

灸齁证穴道

无名指尖　百会　膻中　璇玑　天突　肺俞　列缺　中脘　气海　关元　丰隆

喘　胀

清臣曰：喘胀二证，均由小便不利。由喘而胀，由胀而喘，要识标、本、先、后。先喘后胀，主于肺；先胀后喘，主于脾。肺气受邪而上喘，则喘为本而胀为标，清金降火为主，行水次之；脾气受伤而侵肺，则胀为本而喘为标，实脾行水为主，清金次之。此治喘胀一定之法也。

喘由肺中伏热，黄芩一两栀子五钱汤以治肺，五苓散以清小便。

喘由肺气虚弱，补中汤以培元气，六味丸以补肾水。

喘由心火克肺金，而不能生肾水，人参平胃散以治肺，人参、茯苓、陈皮、青皮、桑皮、骨皮、黄芩、天冬、知母、五味、甘草、生姜。滋肾丸以滋小便，黄柏、知母各一两（酒炒），肉桂一钱，蜜丸服。

喘由肾阴亏败，虚火燥肺，而小便不利，六味丸以补肾水，补中汤以培元气。

喘由脾土虚弱，不能相制而喘者，补中汤以培元气，六味丸以滋肾水。

喘由肝木克脾土，不能相制而喘者，六君加升麻以培元气，六味丸以补肾水。

喘由脾胃虚寒，不能通调水道而喘胀者，金匮肾气丸加故纸、肉果以补脾肺、生肾水。

喘由脾胃虚寒而胀者，八味丸益火之源，以大补脾胃。

喘由酒色过度，三阴亏损，胀喘痰壅，二便不调，相牵作痛，金匮肾气丸为妙。

补　遗

寒入肺经为寒喘，紫苏饮：紫苏、杏仁、桑皮、陈皮、青皮、半夏、人参、五味、麻黄、甘草、生姜。或小青龙汤见齁证。

火郁肺经为火喘，抑火汤：石膏、黄芩、桑皮、骨皮、二冬、二母、花粉、桔梗、甘草。或白虎汤加黄芩、桑皮、葶苈。

痰盛声急为痰喘，苏葶滚痰丸：苏子、葶苈各五钱，大黄、黄芩各二两，沉香、礞石各二钱半，水丸，姜汤下。或六安煎加胆星、牙皂。

无痰声急为气喘，嵩崖方：沉香、橘红、乌药、前胡、花粉、天冬、杏仁、桑皮、苏子、枇杷叶。或苏子降气汤。

脾虚作喘，六君子汤加牛膝、五味。或补中汤加麦冬、五味。

肺虚作喘，孙氏方：人参、麦冬、牛膝、五味、胡桃、姜汁。或人参、麦冬、玉竹、百合、冬花、五味。

肾虚作喘，水虚，长寿丸加牛膝；火虚，肾气丸加鹿胶、故纸。

气虚作喘，加味保元汤：人参、黄芪、肉桂、杏仁、五味、炙草。或大补元煎。

灸喘证穴道

肺俞、脾俞、膻中、气海、期门、至阳、天突、璇玑、百会、无名指尖

痰　证附饮证

清臣曰：痰虽生于脾胃，其实由肾阳虚损，不能薰蒸脾胃，以致脾不纳涎，而痰成矣。若肾阳强固，饮食入胃，皆化气、化血、化渣滓，何痰之有？主治之法，湿宜燥之，燥宜润之，火宜清之，寒宜温之，食宜消之，虚宜补之。如斯主治，痰不难化矣。

湿痰，苍白二陈汤加枳壳、桔梗。

燥痰，阿胶汤：阿胶、玉竹、元参、麦冬、花粉、陈

皮、百部、桔梗、甘草。

火痰，润下丸：半夏、南星、橘红、黄芩、黄连、甘草。

寒痰，附子理中加茯苓、半夏。

食痰，枳术平胃散加苓、夏、麦、曲。

血虚生痰，四物合二陈汤。

气虚生痰，补中汤加茯苓、半夏。

水泛为痰，八味地黄丸。

火沸为痰，六味地黄丸。

血变白痰，八仙长寿丸。

统治痰证，二陈汤。湿痰，加苍术、白术；热痰，加芩、连、石膏；风痰，加南星、白附、姜汁、竹沥；寒痰，加炮姜、肉桂；食痰，加枳实、南楂、麦芽、神曲；老痰，加枳实、海石、芒硝；血虚生痰，加生地、当归；气虚生痰，加参、芪、焦术；痰在胁下，宜白芥；痰在四肢，宜竹沥；痰在皮里膜外，宜姜汁、竹沥。

斩诸痰法，无论在经在脏及各饮证，斩关丸：制硫黄五两，生白术、生附子、肉桂、半夏、白蔻、吴萸、花椒、鸡内金各一两，研末，丸服。

附五饮证

留饮，胸膈不开，饮食无味，复兼咳嗽，理脾涤饮。

水饮，由胃而下走肠间，沥沥有声，微痛作泄，前方加桂、附。

支饮，由胃而上入胸膈，咳逆倚息，短气不得卧，前方加故纸、益智，更用斩关丸见上，以下痰而愈。

悬饮，由胃而旁流入胁，咳引刺痛，前方加芫花、草果，搜出胁缝之痰自愈。

溢饮，由胃而溢出四肢，痹软酸痛，前方加虎骨、灵仙。在手，加姜黄；在足，加附子。

凡痰涎水湿，在胸、背、腰、项、手、足、筋、骨，牵引钩痛，走移无定，手足痹冷，气脉不通，此乃痰涎在胸膈上下。实者，控涎丹：甘遂、大戟、白芥等分研末，为丸梧子大，每姜汤下五丸、七丸、十一丸；虚者，理脾涤饮加枯矾二钱。

吐血

清臣曰：吐血一证，宜降气，不宜提气，宜行血，不宜止血。行血则血归经络，止血则血停胸膈，积久必吐。此证有阴虚，有阳虚，有气虚、脾虚及格阳等证。总之，虚宜补，寒宜温，瘀宜行，滑宜涩，热宜凉。受阳药者易治，受阴药者难愈。有三药必用，童便、荷叶、沉香。有二药必禁，知母、黄柏。历久总宜补脾，脾旺则健运有权，不求止而自止矣。

阴虚吐血，芍药汤：白芍六钱，郁金三钱，降真香、花蕊石、炙草各二钱，侧柏叶（炒）。

阳虚吐血，理脾涤饮加故纸、益智、降香、花蕊石。

气虚吐血，六君子汤加黄芪、当归、沉香、花蕊石。

脾虚吐血，归脾汤去木香，加沉香。

虚劳吐血，引血汤：黄芪一两六钱，当归七钱，焦芥五钱，丹皮、侧柏、姜灰各二钱，人参一钱，炙草二钱。

房劳吐血，六味丸加杜仲、枸杞、牛膝。

劳嗽吐血，救肺饮：当归、白芍、黄芪、人参、冬花、百合、紫菀、兜铃、郁金、麦冬、五味、炙草。

格阳吐血，八仙长寿丸加肉桂。

火旺吐血，生地四物加芩、连、丹皮、大黄、藕节、灯心。

伤暑吐血，加味玉泉散：石膏一两，青蒿五钱，香薷四钱，扁豆三钱，甘草二钱，侧柏（炒）、荷叶。

伤酒吐血，清化饮见噎膈。

怒伤吐血，化肝煎：白芍、贝母、青皮、陈皮、丹皮、炒栀、郁金、香附、泽泻。

努力跌打吐血，加味芎归饮：当归、川芎、桃仁、红花、郁金、大黄醋炒、甜酒、童便。

大吐不止，生地一两，军灰五钱，童便冲。

久吐不止，侧柏叶汤：侧柏叶（向西炒）、炮姜各五钱，艾绒（炒）三钱，马屎（炒）八钱①。

补　遗

脉数，宜清补，二地、白芍、阿胶、麦冬、丹皮、降

---

① 八钱：博文本、益新本均作“八分”。

香、牛膝、甘草、荷叶。

脉迟，宜温补，黄芪、焦术、半夏、砂仁、炮姜、沉香、花蕊石。

脉实，宜攻下，当归、赤芍、桃仁、红花、苏木、元胡、降香、大黄。

咳嗽吐血出于肺，二冬、贝母、紫菀、桑皮、苏子、桔梗、甘草。

痰涎带血出于脾，丹栀归脾汤。

因惊吐血出于心，四物去芎，加丹参、茯神、麦冬、甘草。

因怒吐血出于肝，生地、当归、赤芍、青皮、丹皮、柴胡、炒栀、沉香、甘草。

房劳吐血出于肾，救劳丹：熟地、枸杞、杜仲、人参、鹿胶、牛膝。

邪热呕血出于胃，生地、白芍、丹皮、犀角、元明粉、甘草。

杨西山失血大法

统用白芍五钱甘草二钱汤。阴虚，加生地、丹皮、童便；阳虚，加焦术、枣仁（童便炒）、炮姜；气虚，加黄芪、焦术、茯神；外感，加防风、焦芥、薄荷；火盛，加丹皮、黄芩、犀角；格阳，合镇阴煎；伤暑，加香薷、扁豆、黄连；跌打，加桃仁、红花、山漆；怒伤，加郁金、香附、竹茹；气逆，加降香、沉香、枇杷叶；血枯，加龟胶、鹿胶、阿胶；干咳，加熟地、天冬、麦冬；不止，加茅根、侧柏、童便；肢冷气喘，加人参、飞罗面、鸡子清，和调，滚药冲服。

吐血有痨虫

验痨虫法：乳香烧烟，熏病人手背，男左女右，以细帕盖手心，良久有毛从掌中出，白者易治，红黑者难治，无毛即无虫。

治痨虫法：雄精[①]、朱砂、硫黄各一钱，麝香一分，研末，大曲酒和匀，午日午时或天医日，用独蒜去蒂，蘸药从尾脊骨挨次擦上，肿痛处即虫所在，此处多擦，其虫自灭。又八月初一日一早，收百草头上露水，点膏肓穴，穴在背上四节骨左右旁三寸，神妙。

灸痨虫法：湿纸贴背脊上，纸先干处即虫所在，以墨点记，用艾火隔[②]蒜多灸，虫出，铁钳挟入火内，恐飞入人口，须预防之。又癸亥日亥时，灸两腰眼各七壮，或九壮、十一壮，不用蒜隔，虫出即捉火内，可免复传，先勿令病人知。

传尸痨，宜救痨杀虫丹：鳖甲（酒醋炙）、熟地、山药、沙参、骨皮各一斤，山茱萸八两，茯苓、白薇、白芥各五两，人参二两，白鳝鱼一尾，二三斤余皆可，

---

① 雄精：雄黄。
② 隔：原作“膈”，据博文本、益新本改。

将白鳝煮熟，捣烂烘干，和前药为丸，每夜五更时洗脸，北面仰天念北斗咒七遍，开水送丸五钱，服过七日，自有奇效，服至半单，其虫尽化。每日务烧降香置床下。

北斗咒：瘵神瘵神，害我生人，吾奉帝勅，服药保身，急急如律令。

北斗符

勅　凥

黄纸一张，用朱砂净水新笔，书符时，诚心念咒语，火化，开水冲服。

灸吐血穴道

膻中　乳根　中脘　气海　关元　肺俞　心俞　肝[1]俞　肾俞　脾俞　胃俞　膈俞　膏肓

鼻　衄

清臣曰：血从鼻出，多由肺不收藏，但有实火虚火之分。实火宜清，虚火宜温。若概以为实火，而单用芩、连、犀角，未有能奏效者也。

实火，饮冷恶热，黄连解毒汤加竹心、车前。或犀角地黄汤加芩、连、麦冬。

虚火，饮热恶冷，收血汤：二地、当归、黄芪各一

① 肝：原作“肝”，据大德本改。

两，焦芥、炮姜、侧柏炒、山漆各三钱。或益火丹：人参、焦术、熟地、当归、炮姜、附子、泽泻、牛膝、炙草。

上热下寒，格阳衄血，镇阴煎或八味丸，加牛膝、五味。

久衄不止，茅花汤：生地、当归、白芍、木通、辛夷、焦芥、茅花，服后仰卧，立止。或栀仁、白芷，煅存性，研末吹鼻，立止。

止鼻衄歌

石榴花瓣可以塞，萝卜藕汁可以滴，火煅龙骨可以吹，水煎茅根可以吃。

鼻衄单方

大蒜捣贴足心，冷水洗足，冷水拍后颈窝，湿帕贴顶门，四方均效。

灸鼻衄穴道

心俞　膈俞　少泽　涌泉　风门　外关　合谷　囟会

便　血

清臣曰：先粪后血，腹中不痛，为肠风；先血后粪，肛门肿痛，为脏毒。其证有热，有寒，有气虚不摄。总之，风宜散，毒宜解，热宜凉，寒宜温，虚宜补，知此数法，治无遗蕴矣。

肠风下血，血鲜而清。初起，防风、山药、秦艽、焦芥、黄芩、槐角、茜草、黄连、甘草。日久，防风、生芪、山药、秦艽、焦芥、槐角、茜草、黄连、升麻、乌梅、甘草。

脏毒下血，血黯而浊。初起，生地、生芪、山药、防风、秦艽、茜草、陈皮、升麻、黄连、甘草。日久，人参、生芪、白芍、山药、当归、防风、茜草、升麻、陈皮、黄连、甘草。

便血因火，芍药汤：白芍、生地、黄芩、丹皮、甘草。或生地、白芍、元参、麦冬、槐花、地榆、木耳、甘草。

便血因寒，附子理中汤加归、芍。或补中汤加姜、附。

便久不止，气血大虚，归脾汤或十全大补汤。

统用三地汤：生地、熟地、当归各一两，地榆三钱，木耳五钱。或生新汤：当归二两，生地五钱，地榆、山漆各三钱，人参二钱。

灸便血穴道

中脘　气海　关元　命门　三里

溺　血

清臣曰：血原不出膀胱，今从小便出，系心肝火盛，遗热于膀胱，使阴血妄行。治法，心热宜清，肝热宜泄，不可轻用止涩之药，恐瘀血积于阴茎，令人痛楚难当。

小便不痛为溺血，四物汤加牛膝。或七正散：赤苓、木通、前仁、炒栀、萹蓄、胆草、甘草稍、灯竹心。

心热溺血，阿胶散：阿胶、生地、当归、丹参、麦冬、炒栀、丹皮、发灰。或导赤散加黄连。

肝热溺血，龙胆泻肝汤见口证。或清肝散：白芍、炒栀、丹皮、黄连、木通、滑石、甘草、车前。

证属虚证，溺久不止，脾虚，补中汤加续断、发灰。肾虚，六味丸加牛膝、前仁。

灸溺血穴道

腰俞　肾俞　脾俞　膈俞　三焦俞　列缺　章门　大敦

附各血证

齿缝出血，为肾火沸腾，名牙宣证，六味丸加碎补。无火，加桂、附。

目中出血，为肝经火盛，生地四物汤加龙胆草。

耳中出血，为心肾热炽，填窍止氛汤：熟地二两，麦冬一两，菖蒲一钱。

舌上出血，系肾水不交，心火太盛，护舌丹：熟地、元参、麦冬、丹皮、桔梗、黄连、肉桂、人参、五味、甘草。

脐中出血，因大小肠火盛，两止汤：熟地两半，枣皮、麦冬各五钱，五味、焦术各二钱半。

皮毛出血，由肺肾火盛，两[1]益汤：熟地二两，人参、麦冬各一两，山漆三钱。

九窍出血，为血热妄行，当归补血汤：黄芪二两，当归一两，生地、焦术各五钱，人参、焦荆芥各三钱。

① 两：原作“雨”，据大德本改。

卷　三

头　痛

清臣曰：头痛一证，有三阳，有三阴，有风寒、风热、内热、痰厥、气虚、血虚、肾虚、头风等证，宜分经用药，对证立方，不得以川芎、白芷、藁本、蔓荆，胡乱瞎撞。

太阳头痛连后脑，有汗，桂枝、羌活、防风、川芎、白芷、甘草；无汗，麻黄、羌活、防风、川芎、蔓荆、甘草。

阳明头痛在前额，表证，葛根汤见伤寒，加芎、芷；里证，白虎汤加硝、黄。

少阳头痛在两侧，小柴胡汤加川芎、薄荷，或小柴胡汤加芎、芍、苓。

太阴湿痰，壅塞胸膈头痛，苍白二陈汤加南星，或砂半理中汤。

少阴中寒，阻截真阳头痛，附子理阴煎加麻黄、细辛，或大温中饮加附子。

厥阴头痛在脑顶，济川饮：焦术四钱，附子、藁本、花椒各三钱，吴萸、肉桂各一钱，或桂枝汤加参、附、吴萸、花椒、饴糖。

六经头痛，九味羌活汤倍川芎。太阳证，倍羌活，加藁本；阳明证，倍白芷，加葛根、石膏；少阳证，加柴胡；太阴证兼腹痛身重，倍苍术；少阴证兼足冷气逆，倍细辛，减黄芩，加麻黄、附子；厥阴证兼呕涎厥冷，加吴萸；有火，倍黄芩，加石膏；有痰，加半夏；头风，加菊花。

风寒头痛，羌活、防风、川芎、白芷、蔓荆、藁本、薄荷、细辛、甘草，或蔓荆、防风、羌活、荆芥、川芎、白芷、细辛、姜、葱。有火，去芷、辛、姜，加膏、芩。

风热头痛，菊花散：菊花、旋覆、羌活、防风、蔓荆、石膏、枳壳、甘草。或清空膏：羌活、防风、柴胡、黄芩、黄连、川芎、细辛、炙草。

内热头痛，茶调散：川芎、白芷、荆芥、黄芩、石膏、薄荷、茶叶、生姜。便闭，加大黄。或白虎汤加生地、麦冬、木通、泽泻。

痰厥头痛，二陈汤加天麻、川芎、黄芩、花粉、白芥。或苍白二陈汤加天麻、蔓荆。

偏左为血虚，小柴胡汤加归、芎、羌、防。或半解汤：白芍一两，川芎五钱，当归三钱，柴胡二钱，半夏、蔓荆、甘草各一钱，一加荆芥、薄荷。

偏右为气虚，补中汤加芩、芷、独活、蔓荆。或六君加黄芪、川芎、蔓荆。

左右俱痛为气血两虚，补中去归、术，加苍术、川芎、蔓荆、细辛、木香。或十全大补汤。

兼腰酸痛为肾虚，水虚，六味丸；火虚，八味丸。

偏正头风，睛珠欲裂，羌活、防风、荆芥、白芷、川芎、菊花、僵蚕、蝉蜕、薄荷、细辛、甘草、姜、葱、茶叶。目肿，加赤芍、蒺藜。外硫黄一钱，花椒三分，研末作丸，左痛塞右耳，右痛塞左耳。

雷头风痛，耳如雷鸣，清震汤：苍术、升麻各四钱，荷叶一大张。一加陈皮、蔓荆、荆芥、薄荷、甘草。或尤氏方：连翘、大力、黄芩、炒栀、荆芥、犀角、薄荷、桔梗、甘草。

风火上攻，头顶极痛，舒氏方：生地八钱，当归五钱，黄芩、黄连、柴胡、胆草各二钱。或解热汤：生地、当归、黄芩、黄连、元参、麦冬、柴胡、荆芥。

风热并痰，眉棱骨痛，选奇汤：羌活、防风、黄芩、半夏、甘草。或二陈加羌、防、薄荷。

真正头痛，朝发夕死，补中汤加川芎、蔓荆、附子，间服八味丸，灸百会穴三壮。

灸头痛穴道

百会　风池　后顶　列缺　合谷　神庭

眩　晕

清臣曰：眼花为眩，头旋为晕。或火，或痰，或血虚、气虚，或阴虚、阳虚，或脾肾虚，或肝肾虚，务须分辨明白，治乃无误。

火盛，丹栀逍遥散或芩连二陈汤，俱加枳壳、菊花、天麻。

痰盛，苍白二陈汤加南星、天麻。或二陈加芎、星、旋覆、天麻、竹沥。

血虚，四物加橘、半、天麻。或四物加人参、天麻。

气虚，六君加枳实、天麻。或补中加川芎、天麻。

阴虚火盛，一阴煎或加减一阴煎，俱加川芎、天麻。

阳虚寒盛，参附汤加炮姜、天麻。或附子理中汤加天麻。

脾肾两虚，朝补中汤，夕六味丸，俱加天麻。

肝肾两虚，理阴煎加橘、半、枣皮、枸杞、天麻。或大补元煎加天麻。

通用防眩汤：熟地、当归、白芍、焦术各一两，川芎、枣皮、半夏各五钱，人参三钱，天麻一钱，陈皮五分。或清晕化痰汤：陈皮、半夏、茯苓、川芎、白芷、羌活、防风、枳实、南星、黄芩、天麻（二味酒炒）、细辛、生姜。火盛，加黄连、炒栀；痰盛，加姜汁、竹沥；血虚，去羌、防、星、芷，加归、地；气虚，去羌、防、白芷，加参、术。

灸眩晕穴道

百会　上星　风池　囟会

肩背痛

清臣曰：肩背痛证，由手太阳气郁不行，须详辨病之所因，主治方有准则。予阅历多年，由虚损而得者，居其大半，治法又宜重剂培补。

时时作痛，气滞也，香附、陈皮、川芎、防风、二活、蔓荆、藁本、木香、甘草。

时痛时止，气虚也，补中汤加芎、防、二活。

夜甚时止，血虚也，四物去芍，加二活、防风、蔓荆、藁本、甘草。

夜痛不止，血瘀也，姜黄、灵脂、红花、川芎、二活、防风、蔓荆、藁本、甘草。

痛则肩背强，风也，灵仙、二活、防风、蔓荆、川芎、藁本、甘草。

痛则肩背重，湿也，二术、二活、防风、蔓荆、藁本、甘草。

痛则呕吐、眩晕，痰也，苍术二陈汤加赤芍、川芎、香附、姜黄、枳壳、桔梗、炒栀、海桐皮、生姜。

历久不止，气血大虚也，十全大补汤。

灸肩背痛穴道

曲池　肩井　风门　肩髃

臂　痛

清臣曰：臂痛一证，由风、寒、湿三者为病，或坐当隙风，或睡后失盖，或坐卧湿地及乳妇以手枕儿，皆令臂痛。治法虽各有方，不如多灸为妙。

风邪胜，其痛流走，桂枝汤加归、芎、羌、防、香附、附子、灵仙、桑枝、甜酒。

寒邪胜，其痛甚苦，五积散加桑枝、甜酒。

湿邪胜，其痛重着，解湿丹：二术、二苓、二活、防风、灵仙、桑枝、甜酒。

因血虚，四物，用二芍，加黄芪、姜黄、羌活、桂枝、甘草。

因气虚，补中汤加姜黄、灵仙、桂枝、桑枝。

因气血虚，十全去苓、桂，加羌、防、附子、桂枝、桑枝。

灸臂痛穴道

肩井　肩髃　膏肓

胃　痛

清臣曰：此证男子少而女子多，由气量窄狭，凡事不能自主，每成斯疾。方书谓有九种。无论寒、火、虫、食，治法总兼行气。至有真心痛者，旦发夕死，用药尤在所当急。

游走无定，为气痛，调气饮：香附、郁金、沉香、元胡、砂仁、荔核、广香。或排气饮。寒，加姜、桂；热，加栀、芍。

喜冷恶热，为火痛，石室丹：白芍一两，生地五钱，当归、炒栀各三钱，枳壳、陈皮各二钱，甘草一钱。或白芍四钱甘草二钱汤，加栀、连、香附、枳壳、橘叶、夏枯草。

喜热恶冷，为寒痛，嵩崖方：良姜、官桂、半夏、砂仁、贯仲、甘草。或神保丸：广香、胡椒各二钱半，全蝎七个，巴豆十粒，去油，研末为丸，朱砂为衣，每柿蒂汤下三分。

嗳腐吞酸，为食痛，藿砂平胃散加曲、麦、草蔻。或焦楂三钱，陈皮、半夏、神曲各钱半，麦芽二钱，枳实、厚朴各一钱，生姜。

吐沫流涎，为痰痛，二陈加白蔻、广香。一加苍术、草蔻、白芥。或偏治汤：白芍、焦术各三钱，当归、茯苓、柴胡、半夏各二钱，白芥、甘草各一钱。

痛不移处，为死血，桃红四物加丹皮、枳壳、元胡。甚者，加酒军。或化瘀丹：归尾、赤芍、香附、元胡、苏木、红花、酒军、泽兰、甜酒。

胀满拒按，为实痛，撼积丹：槟榔、枳实、丑牛、大黄各三钱，牙皂二片，研末，酒下。或化滞煎：槟榔、大黄、枳实、厚朴、广香、甘草。

心悸喜[1]按，为虚痛，补中汤加苓、夏、吴萸。或异功散加吴萸、木香。

面白吐涎，为虫痛，理中汤去草，加乌梅、花椒。或二陈去草，加槟榔、使君、楝根。

补　遗

手足冷为火，孙氏方：白芍、贯仲各三钱，黄连、炒栀、乳香各二钱，甘草五分。或黄连一钱，菖蒲三分。

手足温为寒，秘箓丹：当归一两，白芍五钱，苍术、肉桂各二钱，良姜一钱。或神香散。

寒热均不效，白芍五钱甘草一钱汤，加附子、黄连各一钱。或黄连六钱，附子一钱，姜、枣。

真心痛，火证，救真汤：白芍一两，炒栀三钱，广香二钱，菖蒲、炙草各一钱；寒证，猪心汤：麻黄、肉桂、附子、炮姜，用猪心煎水炖服。

灸胃痛穴道

脾俞　胃俞　肾俞　巨阙　间使　足三里　足大拇指甲男左女右三壮　上脘　中脘

胁　痛

清臣曰：胁痛系肝病，当分外感内伤，但外感少而内伤多，宜各随所因调治。又曰：肝气宜顺不宜逆，故胁痛

① 喜：原作“言”，据大德本改。

必须平肝，平肝必须补肾，肾水足，斯肝木有养，其气自平，而痛自止。

伤寒，小柴胡汤加苓、芍、青皮、牡蛎。

食积，和胃饮加曲、麦、枳实、青皮、木香。

怒伤，平肝散：白芍、川芎、丹皮、青皮、柴胡、枳壳、薄荷、甘草。

瘀血，桃仁承气汤加归、芎、青皮、柴胡、鳖甲。

痰气，和胁饮：苍术、青皮、香附、半夏、白芥、姜黄、枳壳、甘草。

郁结，逍遥散加川芎、陈皮、郁金、香附。

劳伤，补中汤加白芍、青皮。

房劳，归芍六味丸加柴胡、青皮。

虚损，肝肾兼资汤：白芍一两，当归、熟地各五钱，枣皮二钱半，青皮三钱，甘草钱半。火，加炒栀一钱；痰，加白芥一钱。

补　遗

左胁痛，左金丸：黄连（姜汁炒）六钱，吴萸（盐炒）一钱。或枳芎散：枳壳、川芎、郁金各三钱，甘草一钱。

右胁痛，枳橘散：枳壳、橘红、姜黄各三钱，甘草一钱。或推气散：枳壳、姜黄各三钱，肉桂三分，炙草一钱，生姜。一加橘、半。

虚寒胁痛，人参一两，熟地二两，肉桂三钱，附子一钱，柴胡五分，甘草三分。或焦术一两，人参五钱，当归、白芍各三钱，肉桂二钱，柴胡、甘草各五分。

以上诸方，左加枳壳，右加郁金。

灸胁痛穴道

膈俞　内关　窍阴　支沟

再以草横度两乳，平中折断，从乳斜趋痛胁下草尽处，灸三十壮。

章门　丘墟

腰　痛

清臣曰：腰痛一证，有风寒，有风湿，有痰积，有气滞，有瘀血，有肾虚，证虽不同，无不归本于肝肾。主治之法，以养血固精为纲领，自无不应手奏功。

腰冷如冰，风寒也，六合散：当归、杜仲、羌活、独活、大茴、小茴。有汗，加桂枝。无汗，加麻黄。或五积散加杜仲、吴萸。

腰重身痛，风湿也，独活寄生汤：独活、桑寄生续断[①]可代、当归、茯苓、秦艽、防风、狗脊、灵仙、牛膝、肉桂、细辛、甘草。或二术、茯苓、杜仲、续断、秦艽、防风、羌活、牛膝、炙草。

腰软如绵，痰积也，苍白二陈汤加南星、白芥。或六

---

① 续断：原脱，据大德本补。

君加香附、杜仲、枳壳、南星。

循环痛胀，气滞也，顺气汤：当归、杜仲、香附、沉香、茴香、元胡、肉桂、生姜。或吴萸附子细辛汤加香附、小茴、杜仲、枳壳。

痛如锥刺，跌打瘀血也，桃红四物加元胡、肉桂、乳香、没药、牛膝、炒军、甜酒。或二地、当归、丹参、杜仲、牛膝、续断、碎补、乳香、没药、血竭、自然铜，年久亦效。

脚膝酸软，肾虚也，水虚左归饮，火虚右归饮，俱加杜仲、故纸、胡桃。或烧腰散：杜仲、故纸、青盐等分，入猪腰或羊腰内，烧食。

灸腰痛穴道

腰俞　肾俞　昆仑　命门

腹　痛

清臣曰：痛证宜分气、血、食、虫、寒、热、虚、实。气痛无定，血痛有定，食痛胀甚，虫痛饥甚，虚者喜按，实者拒按，寒则凝滞，热则绞急。且腹属三阴，脐上属太阴，当脐属少阴，脐下属厥阴，看明部位，斯无遗误。谚云：通则不痛，痛则不通。二语是治腹痛要着。至痧症腹痛，酌用[1]温补。

---

① 酌用：原作“切忌”，据大德本改。

脐上痛，平胃散加香、砂、枳、曲。或砂半理中加木香。

当脐痛，附子理阴煎去当归，加小茴。或加味真武汤：焦术、茯苓、白芍、小茴、附子、肉桂、炮姜、甘草、姜、枣。

脐下痛，六味回阳饮加吴萸、花椒。或吴萸四逆汤：吴萸、附子、炮姜、炙草，加花椒。

乍痛乍止为火，清肝散：白芷一两，炒栀八钱，黄连、枳壳各三钱，甘草二钱。或抑火丹：香附、陈皮、白芍、炒栀、黄连、枳壳、木香、滑石、甘草。

痛无增减为寒，桂附六君加姜、萸。或温中饮：人参、当归各三钱，炮姜二钱，肉桂、木香、炙草各一钱。

便后痛减为食，香砂平胃散加楂、麦、曲。或大和中饮加香附、木香。

面白唇红为虫，二陈去草，加使君、乌梅。或六君去草，加雷丸、榧子。

痛不移处为死血，散血丹：香附一两，元胡三钱，桃仁、红花各二钱，炒军一钱，泽兰五钱，甜酒。或涤瘀汤：山楂、苏木、桃仁、陈皮各钱半①，归尾、红花各一钱，泽兰四钱，甜酒。

拒按为实，平胃散加枳实、大黄。或白芍五钱甘草二钱

① 山楂……各钱半：大德本作“山楂三钱，苏木二钱，桃仁、陈皮各钱半”。

汤，加枳实、大黄、乳香。

喜按为虚，异功散加黄芪、木香。或补中汤加香附、木香。

补　遗

痞块腹痛，枳术丸加马屎，用黄土炒焦，煎服。

气结腹痛，马通散：马屎二沱[1]，烧存性，开水泡，澄清服。

中寒腹痛，吴萸附子细辛汤加小茴。

三阴诸气腹痛，神保丸见胃痛，柿蒂烧姜汤下。膀胱肾气胁下痛，小茴煎酒下。

灸腹痛穴道

神阙　气海　水分　巨阙　太白　膈俞　脾俞　胃俞　内关　中脘

筋骨痛

清臣曰：肝主筋，肾主骨。肝肾亏损，外邪乘虚而入，故筋骨痛。治宜补肝益肾，兼祛外邪。

风痛，桂枝汤加归、地、二活、防风、甜酒。

寒痛，麻黄附子细辛汤加归、地、杜仲、牛膝、肉桂[2]。

---

① 沱：诸本同，疑作“坨”。

② 桂：原脱，据大德本补。

湿痛，当归散：当归一两，苍术、加皮、灵仙、牛膝各五钱，秦艽、陈皮、良姜、香附各三钱，甘草一钱，泡酒服。

虚痛，立效散：熟地、当归各五钱，枸杞四钱，故纸、鹿茸、木通各三钱，茯苓二钱，研末，酒丸服。

补　遗

逐寒丹：熟地八钱，当归五钱，桂枝三钱，麻黄、加皮、灵仙、川乌、续断、牛膝各二钱，炙草一钱，甜酒。

八珍去苓，加羌、防、灵仙、续断。

八仙酒：焦术四两，加皮三两，生地、当归、首乌、杜仲、续断、虎胫骨各两半，泡酒服。

独归酒：当归四两，独活、桂枝各一两，乳香、没药各五钱，泡酒服。

铁镜方：二活、加皮、灵仙、秦艽、防风、桂枝、前胡、牛膝，泡酒服。

神通饮：淮木通（去皮）二两，河水煎，睡时热饮，厚被取汗。风痛，加羌、防各二钱；寒痛，加麻、桂各二钱；湿痛，加防己三钱。

灸筋骨痛穴道

承山　肝俞　昆仑　临泣

霍　乱

清臣曰：霍乱者，心腹猝痛，挥霍撩乱也，即搅肠痧。证由感恶毒厉气，使阴阳不和、经络不通，上吐下泄，或不吐不泄，或吐而不泄，或泄而不吐，或渴欲饮冷，或渴欲饮热，或两脚转筋，俗呼为麻脚证。治此之法，总以调气、行血、开郁为主。

上吐下泄，为湿霍乱，藿香正气散。热，加黄连（吴萸水炒）；寒，加干姜。或胃苓汤去桂、草，加藿、半、苏梗。

不吐不泄，为干霍乱，调气散：香附、藿香、沉香、木香、丁香、橘红、厚朴、槟榔、白蔻、香橼，研末，姜汤下。或四味回阳饮加细辛、胡椒、生姜。

吐而不泄，和胃饮加白蔻、丁香。或二陈去草，加藿、砂、厚朴、黄荆子、陈香橼、灶心土。

泄而不吐，五苓散加滑石、甘草。或胃苓汤加前仁。

饮冷为热，四苓散加石膏、花粉、香薷、黄连、枳壳、甘草。或加味香薷饮：香薷、厚朴、黄连、滑石、甘草。

饮热为寒，元吉丹：条参四钱，焦术、茯苓各三钱，半夏二钱，白蔻、砂仁、附子、炮姜各钱半，大枣。甚者，加胡椒、丁香。或砂半理中加陈皮、青皮。

吐泄后转筋，吕祖庙石刻方：苍术、羌活、柴胡各二钱，木通、泽泻各一钱，神曲、陈茶各三钱，老葱。或藿香一两，陈皮三钱，砂仁二钱，吴萸（黄连水炒）、木瓜各五钱，食盐一钱，用无根水煎服，忌姜、茶、肉、粥。

外男子手挽其阴向上，女子手牵其乳向两旁。

补　遗

唐棲痧药：茅术二钱，广香、藿香、沉香、檀香、丁香各一钱，麝香三分，明雄六分，蟾酥二分，巴豆一钱（去油），端午午时研末，加烧酒、粽子角捣和为丸，绿豆大，朱砂一钱为衣，每阴阳水[1]下七八丸，小儿减半，孕妇忌服。

霹雳散：牙皂、细辛各三钱半，明雄、朱砂各二钱半，藿香、广香、广皮、半夏、白芷、防风、贯仲、薄荷、桔梗各二钱，枯矾、甘草各钱半，研末，每开水下一钱，外少许吹鼻。

救苦丹：白矾一两，火硝、硼砂、明雄各五钱，研末，阴阳水下一钱，加烟油为丸，香橼汤下，更效。或紫金锭，每阴阳水下一钱。

简便方：烟油点舌下青筋。或白矾，用阴阳水下。或藿香、紫苏、陈皮，用灶心土澄水煎服。

通用：钱刮手足弯，或磁杯入滚水烫热，蘸油口上，顺刮胸前、背后、两胁，重者，磁锋或针刺手足弯两筋中间出血，或刺少商穴及十指尖，俱效。

灸霍乱穴道

转筋拘急，足外踝骨尖七壮。危急将死，盐纳脐心，

---

① 阴阳水：李时珍《本草纲目》云：“以新汲水百沸汤合一盏和匀，故曰生熟，今人谓之阴阳水。”

灸二七壮。吐泄不止，天枢、中脘、气海。

泄　泻

清臣曰：泄泻之证，无不本于脾胃。脾胃强，则水谷腐熟，而化气化血。脾胃弱，则水谷不能运化，各随人之寒热虚实，而泄泻作矣。治泄之法，初宜分利，后宜实脾土，益元气，自无不愈。

腹痛泄水，湿也，胃苓汤。腹不痛，六君加苍、朴。

泄如热汤，火也，白芍五钱甘草二钱汤，加芩、连、滑石①。或大分清饮见耳证。

腹痛肢冷，寒也，五苓散加参、附。或四味回阳饮加故纸、胡巴。

嗳腐吞酸，食也，香砂平胃散去草，加枳实、藿香、炮姜。或胃苓汤加曲、麦。

时痛时止，痰也，苍白二陈汤加南星。或二陈加海石、神曲、青黛、姜汁、竹沥。

烦渴面垢，暑也，胃苓汤或异功散，俱加扁豆、香薷。

粪泄青色，风也，香砂六君加柴胡。或香砂四君汤加柴、芍、青皮。

食少便频，脾虚也，黄芪六君加砂、蔻、芡实。或六

---

① 石：原作“草”，据大德本改。

桂散：人参、焦术、茯苓、附子、肉蔻、广香。

五更作泄，肾虚也，四神丸：故纸（盐炒）八钱，肉蔻（面煨）、五味各四钱，吴萸二钱，研末，姜枣汤下。一去味、萸，加小茴二钱，木香一钱。或七神丸：焦术二两，茯苓、故纸、前仁各一两，吴萸、肉蔻、木香各五钱，蜜丸，枣汤下。

泄如鸭屎，鹜溏泄也，桂附理中加砂、半。或理脾涤饮去白蔻，加桂、附、山药、芡实、丁香。

直出不禁，滑泄也，附子理中加故纸、肉蔻、没食子。或理脾涤饮加故纸、益智、粟壳、乌梅。

久泄不止，脾肾两虚也，黄芪六君加故纸、肉蔻、吴萸、附子。或必效丸：熟地八钱，扁豆五钱，故纸四钱，杜仲、山药、菟丝、潞参、茯神各三钱，小茴、广皮各二钱，藿香一钱，炙草六分，大枣，蜜丸服。

灸泄泻穴道

水分　气海　大肠俞　百会　天枢

虚　损

清臣曰：虚损之证，有阴虚，有阳虚。阴虚者，宜补而兼清；阳虚者，宜补而兼温。善补阴者，阳中求阴；善补阳者，阴中求阳。要动中有静，静中有动。如十全用肉桂，归脾用木香，补中用升柴，六味用丹泽，皆各具玄妙，不得一味蠢补，无济于事。

阴虚证，燥热吐血，六味丸；烦渴潮热，一阴煎；午后潮热，加减一阴煎；阴虚格阳，镇阴煎；阴虚中寒，附子理阴煎；阴虚感冒，补阴益气煎；阴虚痰嗽，金水六君煎。

阳虚证，血虚寒滞，四物汤加肉桂；气虚寒盛，四君子汤加附子；气血两虚，十全大补汤；阳气大虚，六味回阳饮；阳虚中寒，附子理中汤；阳虚感冒，补中益气汤；阳虚痰嗽，六君子汤。

补　遗

心虚，归地二陈汤加茯神、枣仁、麦冬、灯心、竹叶。

肝虚，四物汤加枣仁、木瓜、炙草。

脾虚，黄芪六君子汤加苡仁、芡实、扁豆。

肺虚，壮金丹：人参、黄芪、茯苓、山药、百合、二冬、紫菀、五味。

肾虚，归肾丸：熟地八两，枣皮、山药、茯苓、枸杞、杜仲、菟丝各四两，当归三两，蜜丸服。

水　肿

清臣曰：此证专主脾肾，以气、水、虚、实四字括之。又以风肿、湿肿、阳水、阴水四证尽之。按之无凹易起者，气也；按之有凹难起者，水也。实宜消导，虚易温补。如担[1]延日久，背平脐翻，肌肤出水，不可救药。又曰：肿由腹而散四肢，易治；由四肢而归腹，难治。男从下肿上，女从上肿下，皆属坏证。

上肿属风，宜发汗，三拗汤：麻黄、杏仁、甘草。或麻黄汤加羌、防、葱、姜。

下肿属湿，宜利水，四苓散加通、前、滑、草。或七正散见溺血。

通身肿，属风湿两伤，宜汗利兼施。轻者宜和解，导水汤：焦术、茯苓、泽泻、陈皮、腹皮、桑皮、麦冬、紫苏、槟榔、砂仁、木瓜、木香。重者宜峻攻，疏凿饮：羌活、秦艽、木通、泽泻、商陆、苓皮、腹皮、姜皮、椒目。

阳水肿，身热便结，大承气汤加丑牛、芫花。或五皮饮加硝、黄、石膏。

阴水肿，身冷便溏，附子理中加茯苓一两。或左归饮加参、术、桂、附。

脾虚肿，归脾汤加炮姜。或补中汤去橘、草，加砂、半、苓、桂、槟、蔻。

肾虚肿，金匮肾气丸。或右归饮加苓、泽。

脾肾虚肿，理脾涤饮加故纸、益智、茯苓。或桂附理中加归、地、苓、泽。

历久不愈，甘遂、芫花、丑牛、莱菔，研末，每服三

① 担：耽搁。

钱，随服十全大补汤。

刘欧泉秘授方

初服八正散：萹蓄、瞿麦、滑石、炒栀、木通、炒军、甘草、灯心、车前，晚下空心服一次，勿多服。

次服卯丹：甘遂（面煨）、槟榔各三钱，黑丑、白丑、牙皂各钱半，滑石一钱，研末，每于卯刻空心，陈皮汤下五分，服三次。

三服酉丹：茅术、厚朴、陈皮、二苓、泽泻各钱半，上桂、甘草各一钱，研末，每于酉刻空心，姜枣汤下五分，服三次。

四服醒脾散：高丽参五钱，茯苓、山药、莲米、芡实、苡仁、白蔻各三钱，研末，于卯酉丹各服三次后，日服三次。

五服草药，初用大草鞋板草药名炖肉食，次用四叶莲炖黄酒服，三用四叶莲炖鸡食，以上诸法俱忌盐、酱、红苕[1]、南瓜，一百二十日。

后开盐方：生白术、茅苍术、简盐各一两，研末，用大鲫鱼一尾，去肠杂，将药入腹内缝固，瓦焙枯，研细，食完一料，百物不忌。

附诸肿

气肿，随按随起，消气散：焦术、茯苓、苡仁各一

① 红苕（sháo 韶）：红薯。

两，人参、山药、前仁、莱菔、神曲各一钱，枳壳五分，肉桂、甘草各一分。

血肿，红缕赤痕，桃奴散：桃奴、元胡、香附、桃仁、砂仁、灵脂、肉桂、雄鼠粪等分，研末，每酒下三钱。

虫肿，面红带点，逐蛊[①]汤：当归、焦术、莱菔、大黄各一两，丹皮五钱，人参、雷丸、白薇、红花各三钱，甘草一钱。

黄肿，面黄且浮，伐木丸：茅苍术二斤、酒曲四两同炒，绿矾一斤，醋拌晒干，入罐内，火煅，共为末，醋丸，酒下。

通治诸肿，九转灵丹：黑丑、白丑、槟榔各五两，大黄二两，芜荑、雷丸各一两，研末，每木香汤下三四钱，晚食米粥，忌生冷油荤。次服双和饮：熟地八钱，山药、焦术各六钱，黄芪、当归、苡仁、故纸各五钱，沙参（生）、芡实、附子各三钱，甘草二钱。

灸水肿穴道

水沟　中脘　神阙　气海　石门　天枢　水分

黄　疸

清臣曰：疸证有五，曰黄汗，曰黄疸，曰谷疸，曰酒疸，曰女劳疸。而一言可蔽者，曰阳疸、阴疸。阳疸宜燥

---

① 蛊：博文本、益新本均作“虫”。

湿利水，阴疸宜温中逐水，同是湿热湿寒所化，故曰治湿不利小便，非其治也。

阳疸，目珠尽黄，颜色光亮，分浊散：茯苓一两，猪苓、前仁、炒栀各三钱，茵陈一钱。或苓术茵陈汤：茯苓、焦术、苡仁各五钱，茵陈三钱，知母一钱，前仁四钱。便闭，加大黄。

阴疸，手足皆冷，颜色晦暗，济水汤：焦术二两，茯苓、苡仁、山药各一两，芡实五钱，肉桂三钱，茵陈一钱。或加减五苓散：焦术二两，茯苓一两，泽泻、肉桂、苡仁、豨莶草各三钱。

补　遗

汗出染衣为黄汗，加味玉屏风散：黄芪、焦术、防风、石膏、茵陈、蔓菁。

身黄无汗为黄疸，五苓散加茵陈、苍术、炒栀、滑石、甘草、灯心、车前。

饮食伤脾为谷疸，枳术丸加苓、泽、楂、麦、曲、橘、茵陈。

酒后伤湿为酒疸，栀子大黄汤：栀子七个，大黄五钱，枳实三个，淡豉三钱，加葛花、茵陈。

色欲伤阴为女劳疸，四苓散加归、地、芍、麦、滑、草、茵陈。

一切发黄，先君耀庭公用三角风①炖酒，救人无算。廉遵此法，阳证，四苓散加茵陈、苍术、三角风；阴证，附子理中加茵陈、三角风。俱百发百中。

灸黄疸穴道

至阴　商丘　脾俞　胃俞

发　热

清臣曰：发热之证，有表里、阴阳、虚实，难以枚举，须辨明真热假热，不得一味清凉，致误人命。喻嘉言②曰，甘温除大热，此法不可不知。

表热，有汗，人参败毒散；无汗，九味羌活汤。

里热，便利，黄连解毒汤；便闭，大小承气汤。

昼热，有火，小柴胡汤加栀、连、骨皮、知母；无火，补中汤去升麻，加枳、半、青皮、干姜。

夜热，有火，熟地一两，枣皮、沙参、芡实、麦冬各五钱，元参、骨皮各三钱，丹皮、白芥、前仁、五味各一钱，桑叶七张；无火，熟地一两，枣皮四钱，人参、焦术各三钱，肉桂、附子各一钱，柴胡五分。

气虚潮热，有汗，补中汤；无汗，归芍赤六君去陈皮，加柴、葛。

---

① 三角风：常青藤。

② 喻嘉言：喻昌（1585—1664），字嘉言，著有《寓意草》《尚论篇》《尚论后篇》《医门法律》等。

血虚潮热，有汗，人参养荣汤；无汗，四物合参苏饮。

骨蒸热，清骨散：二地、人参、赤苓、柴胡、防风、秦艽、薄荷、胡黄连。或清热饮：骨皮、丹皮、当归、鳖甲、焦术各三钱，人参、黄芪、柴胡、青蒿、知母各二钱，大枣二个。

五心热，四物加参、麦、牛膝、桑叶①。或太乙煎：二地、山药、鳖甲、枣皮、丹皮、骨皮。

热从脚起，八味丸。或十全加麦冬、五味。

上热下寒，镇阴煎。或生脉散加熟地八钱，牛膝三钱，附子钱半。

过服凉药，虚阳外浮及真寒假热，十全去地，加附子。或六味回阳饮。此证极多，临证宜审。

厥证

清臣曰：手足冷为厥，因气血两虚而成。有阳厥、阴厥、尸厥、痰厥、气厥、酒厥数种。宜照证施治，不可混同。

阳厥，脉滑沉实，热深厥深，大承气汤加柴、芩、赤芍、甘草。

阴厥，脉细沉伏，肢冷面青，四味回阳饮加肉桂、

① 桑叶：原作“桑皮”，据大德本改。

吴萸。

尸厥，口鼻无气，身冷如尸，星香散：南星五钱，木香一钱，生姜。虚寒，加参、附。

痰厥，痰壅气闭，四肢厥冷，稀涎散：白矾一钱，牙皂一分，研末，姜汁、竹沥下。

气厥，气虚猝倒，身冷脉微，仲景方：人参一两，茯苓、半夏、南星各三钱，附子二钱，炙草一钱。

酒厥，湿热上壅，猝倒昏愦，黄连解毒汤加石膏、葛花、木通、枳壳。

灸厥证穴道

膻中　肝俞　肾俞　气海　百会　人中

汗　证

清臣曰：脉大浮濡，在寸为自汗，在尺为盗汗。自汗属阳虚，宜扶阳补卫；盗汗属阴虚，宜滋阴降火。至伤寒时疫，狂汗战汗，由初起失表，邪气内溃，宜清燥和荣，当于各门求治。凡出汗如油、如水、如珠，皆属危证，急宜峻补，缓则不救。

阳虚自汗，参芪汤：黄芪、人参、焦术、茯苓、当归、熟地、白芍、陈皮、枣仁、牡蛎、乌梅、甘草。或补中汤加附子、浮麦、麻黄根。

阴虚盗汗，当归六黄汤：当归、二地、黄芪、黄芩、黄连、黄柏。或归芍六味丸加龟板、浮麦、五味。

大汗亡阳，收汗汤：黄芪、当归各一两，五味一钱，桑叶七片。或生阳汤：黄芪、人参、熟地、麦冬各一两，当归、枣仁各五钱，五味三钱，炙草二钱。

补　遗

每遇食时，头额大汗，敛汗丹：白芍五钱，生地、元参各三钱，荆芥、白芥、苏子各一钱，五味三分，桑叶七片。

心孔有汗，别处无汗，团参散：人参、当归各一两，研末，入猪心内，线缝，煮熟，去药，食心。

两手出汗，周身无汗：黄芪、葛根各一两，防风、荆芥各三钱，水煎，熏洗三次。

不论冬夏额常有汗，黄芪六一汤：黄芪六两，炙草一两。

灸汗证穴道

复溜　膏肓　大椎

心　跳

清臣曰：心系于肺，肺为华盖，统摄大内。肺气静，则心安；肺气扰，则心跳。孟子云：今夫蹶者趋者，是气也。而反动其心，是心跳由于气分明矣。方书指为怔忡，详列诸方，又不尽在气分，今并附录，以备采用。

气虚伤气，独参汤加桂圆。

中气大虚，补中益气汤。

血不养心，枣仁汤：枣仁、生地、当归、丹参、人参、茯神、黄连、甘草、竹心。

痰因火动，二陈汤加茯神、枳壳、麦冬、黄连、竹茹。

心肾不交，交肾汤：熟地、枣皮、山药、茯神、黄连、肉桂。

虚火上冲，八仙长寿丸。

思虑伤脾，归脾汤。

劳心过度，天王补心丹：生地、当归、人参、茯神、丹参、元参、二冬、枣仁、柏仁、远志、桔梗、五味，蜜丸，大枣灯心汤下。

惊　悸

清臣曰：有触心动为惊，无触心动为悸。由心虚胆怯，常若有人捕我之状，治宜清心养血，兼壮胆安神，其病自已。

心血不足，生地四物加焦术、茯神、麦冬、元参、枣仁、远志、黄连、炙草。一加柏仁。

心神不安，生地四物加陈皮、茯神、麦冬、枣仁、贝母、远志、黄连、甘草，蜜丸，朱砂为衣，大枣汤下。

心气大虚，益气安神汤：黄芪、人参、茯神、当归、生地、麦冬、黄连、胆星、枣仁、远志、甘草、姜、枣、竹心。

痰迷心窍，安神醒心丸：胆星二两，黄连、人参各六钱，枣仁、远志各四钱，琥珀、辰砂各三钱，研末，猪心血、竹沥、姜汁，打面糊为丸，金箔为衣，开水下。

一人闻声即惊，医令病者坐于堂上，使二人扶之。医自堂下，以槌击凳，口云：吾击凳亦常事耳，尔何必惊？且击且言，患者视久，其惊遂止，此深得治法者也。

健　忘

清臣曰：健忘者，陡然而忘其事也。年老由精枯髓涸，年少由思虑劳心，宜养心肾，培脾土，和气血，安神定志，置身事外，放怀今古，戒一贪字，守一静字，则得之矣。

心血不足，八珍去参，用生地，加元、麦、枣仁、远志。

心肾不交，朱雀交泰丸：茯神四两，沉香、黄连各一两，肉桂一钱，蜜丸，人参汤下。无真沉香，用香附。

痰迷心窍，二陈汤加胆星、白芥、琥珀、朱砂，用姜汁、猪心血为丸，人参汤下。

肝气郁结，存注丹：生地、白芍、焦术各三钱，麦冬五钱，柏仁、柴胡、花粉各二钱，青皮三分，菖蒲、甘草各一钱。

思虑过度，归脾汤倍当归、茯神、枣仁，加柏仁。

精气衰倦，人参养荣汤加枣仁、菖蒲，蜜丸服。

一切健忘，六味丸加人参、茯神、当归、枣仁、远志、菖蒲。

灸健忘穴道

通里　少冲　后溪　心俞

不寐

清臣曰：不寐一证，多由精血亏损，无以养心，心虚则神不守舍，故令人不寐。治法以养血安神为主。

心虚血少，养荣汤：生地六钱，茯神五钱，枣仁、麦冬各三钱，五味十粒，桂圆三个，竹茹、灯心。

心虚火盛，朱砂安神丸：生地五两，当归二两，黄连两半、甘草五钱，为丸，朱砂一钱为衣服。

心胆虚弱，高枕无忧散：潞参、茯神、陈皮、半夏、枳实、石膏、麦冬、枣仁、甘草、桂圆、竹茹。

痰涎扰心，温胆汤加枣仁、远志、五味。一加南星、枣仁。

心肾不交，上下两济丹：熟地一两，焦术五钱，枣皮三钱，人参一钱，黄连、肉桂各五分。

血虚肝燥，安睡丹：熟地一两，生地、当归、白芍各五钱，菊花三钱，枣皮、枸杞各二钱，甘草一钱。

思虑过度，养心汤：二地、当归、潞参、茯神、莲米、麦冬、枣仁、柏仁、炙草、五味、灯心。

劳伤心脾，归脾汤。

历久不愈，安睡如神汤：人参、茯苓、茯神、焦术、山药、枣仁各三钱，远志八分，炙草一钱（研），寒水石二钱，朱砂一钱，冲服。

睡诀云：睡则必侧，觉正而伸，早晚以时，先睡心，后睡眼。晦庵以此为古今未发之妙。

痉证

清臣曰：风寒湿之邪，合而为痉。其证头摇口噤，脊背反张，项强拘急，转侧艰难，身热足寒，目面赤色，须审刚柔治之。

风寒盛则无汗，为刚痉，桂枝汤加麻黄、干葛。或当归散：当归、白芍、人参、玉竹、羌活、防风、炙草。

风湿盛则有汗，为柔痉，桂枝汤加芎、防、葛根。或四物加芪、防、桂枝。

风、寒、湿杂揉为痉，小续命汤：麻黄、桂枝、杏仁、白芍、川芎、防风、防己、黄芩、人参、附子、甘草。无汗，去桂枝；有汗，去麻黄。

火盛多痰，芩连二陈汤加枳实、南星、白芥。

虚寒久泄，胃关煎加人参、附子。

过汗表虚，桂枝汤加参、芪、附子。

阴寒闭结，大温中饮加附子。

金疮、产后，桂枝汤加黄芪、当归。

灸痉证穴道

复溜　外关　腕骨　涌泉　曲池　合谷

痹　证

清臣曰：痹者，闭而不通也。风邪胜，其痛流走，为行痹。寒邪胜，其痛甚苦，为痛痹。湿邪胜，其痛重着，为着痹。由风寒湿杂合成病，近世曰痛风，曰流火，曰历节风，皆行痹之俗名也。

风痹，痛无定处，桂枝汤加二活、防风。

寒痹，痛有定处，麻黄附子细辛汤加归、芎。

湿痹，麻木不仁，五苓散。上加防风，中加苍术，下加防己、牛膝。

通用蠲痹汤：当归三钱，海风藤二钱，二活、秦艽各一钱，乳香、木香各八分，川芎七分，肉桂、炙草各五分，桑枝三钱。风胜，倍秦艽，加防风；寒胜，加附子；湿胜，加苡仁、萆薢、防己；在上，去独活，加荆芥；在下，加牛膝；热肿，去桂，加黄柏。

外灸雷火针：艾叶、苍术、白芷、川芎、川乌、薄荷、荆芥、甲珠、硫黄、雄黄、火硝、麝香、牙皂，为末。纸卷成筒，烧然一头，隔布焠。口念咒云：天火地火，三昧真火，针天天开，针地地裂，针鬼鬼消灭，针人人得长生，百病消除，万病消灭。吾奉太上老君急急如律令。

灸痹证穴道

膏肓　肩井　肩髃

痿　证

清臣曰：足软无力，不能步履，由阳明火旺，铄干肾水。肾主骨，骨中髓少，故成此证。余患五载，医过百人，不曰脚气，即曰风湿，所用三气饮、独活寄生汤及牛膝、木瓜、防己、松节、伸筋草，一切除湿消风散寒之品，愈治愈危。又照鹤膝风治，全无一效。余从痿躄门中，分气虚、血虚、精枯、髓涸，治之一月而愈。

气虚，四君子汤加苍术、芩、柏。

血虚，四物汤加苍术、黄柏。

湿热，加味二妙汤：苍术、黄柏、当归、秦艽、防己、萆薢、龟板、牛膝。

湿痰，苍白二陈汤加芩、柏、姜汁、竹沥。

阳明火旺，石室丹：元参二两，麦冬、熟地各一两，菊花三钱，人参、菟丝各一钱。

胃火上冲，生髓丹：熟地二两，元参一两，麦冬、沙参、菊花各五钱，五味二钱。

肝肾虚热，虎潜丸：龟板四两，熟地、杜仲各三两，当归、白芍、虎骨、牛膝各二两，人参一两，黄柏、知母各五钱，陈皮四钱，干姜二钱，酒丸，盐汤下。

肝肾亏损，鹿胶丸：鹿胶八两，鹿霜、熟地各四两，当归二两，人参、茯苓、菟丝、牛膝各两半，焦术、杜仲各一两，虎膝、龟板各五钱，蜜丸，盐汤下。

肾气虚惫，起痿汤：杜仲、故纸、枸杞、菟丝、胡巴、牛膝、萆薢、防风、沙蒺藜。一去枸杞，加肉桂。

足胫枯细，膝大如碗，十全去苓、桂，加羌、防、附子、杜仲、牛膝。一去芎、苓，加杜仲、枸杞、鹿茸、附子、续断、桂圆。

灸痿证穴道

公孙　外关　太冲　内庭　三里　阳辅

脚　气

清臣曰：脚气者，湿热在足，而作气痛也。因内有湿热，外感风寒，相合为病。初起憎寒壮热，状类伤寒。痛似痹证，惟独痛在脚，为有异耳。治此之法，总以除湿行气为主。

内因湿热，肿而又红，为湿脚气，保元汤：苍术、黄柏、当归、独活、灵仙、加皮、防己、牛膝、姜、酒。热盛，加芩、连。

外感风寒，不肿不红，为干脚气，术附理阴煎加麻黄、细辛、木瓜、吴萸。

憎寒壮热，防己饮：防己、二术、生地、川芎、木通、槟榔、黄柏、犀角、甘草。

脉实证实，加味苍柏散：二术、黄柏、生地、当归、赤芍、二活、知母、木通、木瓜、防己、槟榔、牛膝、甘草。

脉虚证虚，当归拈痛汤：当归、人参、二术、二苓、泽泻、知母、黄芩、羌活、防己、葛根、升麻、苦参、茵陈、炙草。

嗜酒致痛，脚如火燎，加味二妙丸：苍术四两，黄柏二两，归尾、苡仁、牛膝、萆薢、防己、龟板各一两，酒丸，姜盐汤下。

脚膝肿大，状如鹤膝，十全去芎、苓，加麻黄、桂枝。随用全方加枸杞、巴戟、故纸、附子、吴萸。

通用艾火灸痛处二三十壮，或雷火针见痹证，导湿气外出，或服药后饮酒，以通经散邪。

淋 证

清臣曰：淋有五种，劳淋、气淋、热淋、血淋、石淋是也。劳淋、气淋属虚，热淋属热，血淋有虚有热，石淋或因热起，或因虚起，久而成沙石者也。

劳淋者，劳伤即发，小腹急痛，玉锁丹：蚊蛤八两，茯苓二两，龙骨一两，为丸梧子大，每盐汤下七十丸，日三次。或炮姜、百草霜各一两，研末，每酒下二钱。

气淋者，丹田胀满，气滞难通，理气丹：当归、沉香、滑石、石韦（去毛）、王不留行各五钱，白芍、冬葵子各七钱半，陈皮、甘草各二钱半，研末，每大麦汤下二钱。或荆芥、前仁各二钱，白芍、知母各钱半，香薷、黄连、枳壳各一钱，甘草三分。

热淋者，膀胱热痛，小便短赤，二阴煎加炒栀、牛膝。或六一散。

血淋者，瘀血停茎，不时作痛，化瘀煎：生地、归尾、赤芍、木通、牛膝、前仁、泽兰、侧柏、散血草、抽须红①、笔管草根。或牛膝一两，乳香一钱，甜酒。

石淋者，湿热蓄久，溲如沙石，六一散加石韦、木通、牛膝、前仁、海金沙。或石燕（火煅，醋焠七次）、石韦、瞿麦、滑石各一两，糊丸，灯心汤下。

统治五淋，银硝（隔纸焙），研末，每用二钱。劳淋，葵子汤下；气淋，木香汤下；热淋、血淋，冷水下；石淋，滑石汤下。

灸淋证穴道

气海　石门　关元　间使　膈肝俞　脾肾俞

浊　证

清臣曰：赤多属热，白多属寒，赤白多属水火不分。主治之法，热者宜凉，寒者宜温，兼以分清降浊，无不随手而愈矣。

赤浊，导赤散加石莲，次服六味丸。

---

① 抽须红：荷包花。

白浊，补中汤加苓、夏，次服八味丸。

赤白浊，五苓散加滑石、甘草，次服归脾汤。

小儿尿浊，有火，导赤散加知母、黄柏；无火，四君倍苓，加香、砂、升、柴。

灸浊证穴道

章门　气海　关元　中极　脾肾俞　小肠俞

疝　气

清臣曰：疝气者，凡小肠、睾丸，为肿为痛，止作无时，皆是也。疝证多因于气，故曰疝气。不独男子有之，而女子亦有之。女子少腹胀痛，即瘕疝、冲疝之类。然惟睾丸之病，独在男子，而他则均当详察也。主治之法，气实破气，气虚补气，证不同而气药不可少。

寒疝，囊冷硬如石，吴萸附子细辛汤加小茴、胡巴、橘核。或孙氏方：沙参一两，白芍五钱，柴胡、橘核各三钱，广皮二钱，吴萸、肉桂各一钱。

气疝，虚肿原无物，上冲者，荔核、橘核、茯苓、沉香、小茴、槟榔。下坠者，补中汤加茯苓、小茴。

水疝，囊肿如水晶，五苓散加通、前、滑、草。或禹功散：黑丑四两，小茴、广香各一两，研末，每卧时，姜汁下一钱。

血疝，瓜形藏小腹，五苓散加归尾、红花。或桃仁汤：桃仁、归尾、赤芍、大黄、牙皂，研末，每葱酒下二钱。

㿉疝，顽肿不痒痛，五苓散加羌、防、苍术、川楝、生姜。或守效丸：苍术盐炒、南星、川芎、白芷、山楂、青皮、橘核、荔核、半夏，研末，姜汁为丸，盐汤下。寒，加吴萸；热，加栀子。

冲疝，便闭气上冲，奔豚丸：茯苓、橘核各三钱，川楝二钱，荔核、小茴、广香各钱半，吴萸一钱。寒，加桂、附各一钱。或逐疝汤：人参、茯苓、泽泻各四钱，丹皮、沉香各三钱，花椒、吴萸、桂、附各一钱。

狐疝，昼出而夜入，逐狐汤：人参一钱，焦术、茯苓各五钱，荆芥三钱，半夏二钱，白薇、橘核、甘草各一钱，肉桂三分。或仲景方：沙参一两，焦术五钱，白芍、柴胡、王不留行各三钱。

肾肿不痛，为木肾，化木汤：焦术二两，杜若根野蓝菊花根也一两，肉桂、附子、柴胡各一钱。或卫睾丸：焦术二两，黄芪一两，肉桂三钱，附子、元胡、柴胡、甘草各一钱。

灸疝气穴道

会阴　阑门　外陵　大敦　气海　关元

遗精

清臣曰：心为君火，肾为相火，君火动于上，则相火必炽于下，故少年多有此证。然有因梦而遗者，有无梦亦遗者。因梦而遗，其病浅；无梦亦遗，其病深。治此之法，暴起者宜清心，久滑者宜固肾，且各求所因调治，何患不愈。

因梦而遗，相火炽盛也，坎离既济汤：生地一两，黄柏、知母（盐炒）各五钱。或封髓丹：黄柏一两，砂仁七钱，甘草三钱。

无梦亦遗，心肾虚弱也，龙骨远志丸：龙骨、远志、茯苓、人参、茯神、菖蒲，蜜丸，朱砂为衣。或济川饮：熟地八钱，人参四钱，茯神、山药、杜仲、枸杞各三钱，枣仁二钱，五味钱半，煨姜、灯心，用金樱膏冲服。

脾虚不摄，补中汤倍芪、术，加鹿茸、故纸。或归脾丸加鹿茸、故纸。

肾虚不固，左归饮加故纸、益智、金樱。或长寿丸加人参、龟胶。

脾肾两虚，理脾涤饮加故纸、益智。或苍术菟丝丸：茯苓、焦术、菟丝、杜仲、山药、莲米、五味、炙草。

心经火盛，导赤散加黄连。或二阴煎。

思虑劳心，寿脾煎。或四君加当归、山药、菟丝、鹿霜、枣仁、远志。

历久不止，石莲六两，甘草一两，研末，每灯心汤下二钱。或笔管草炖猪蹄服。

补　遗

心虚梦遗，断遗丹：人参一两，山药、芡实、麦冬各五钱，五味一钱。

肾虚梦遗，添精丹：熟地一两，山药、芡实、麦冬各五钱，五味五分。

肝燥梦遗，润木汤：当归、白芍各一两，焦术、茯苓各五钱，金樱、菊花各三钱，炒栀一钱，五味、甘草各五分。

心包火动，清火汤：山药、芡实、麦冬各一两，元参、生地各五钱，丹参三钱，莲心二钱，天冬一钱，五味五分。

心肾不交，两宁汤：熟地、麦冬各二两，山药、芡实各一两，黄连一钱，肉桂三分。

色欲过度，四君加黄芪、山药、巴戟、枸杞、鹿茸、龟板、远志、五味。

灸遗精穴道

丹田　关元　中极　肾俞　精宫　三阴交

小便闭

清臣曰：溺闭一证，有热结膀胱，有热结小肠，有阴虚，有阳虚，有气虚，有血虚，有屡次下利，其胀更甚，务须分辨明白，治乃无误。

热结膀胱，四苓散加滑石、甘草。或导水汤：王不留行一两，焦术、泽泻各六钱。

热结小肠，导赤散。或六一散加木通、通草、前仁、灯心。

阴虚溺闭，六味丸倍苓、泽，加前仁。或化阳汤：元参二两，熟地一两，前仁三钱，肉桂二分。

阳虚溺闭，八味丸加前仁、火药。或附子理中汤，冲琥珀末服。

气虚溺闭，五苓散加人参一两。或补中汤倍升、柴，加苓、泽、肉桂。

血虚溺闭，四物汤加二苓、泽泻、前仁。或四物汤加前仁、肉桂。

愈利愈胀，参术四物加陈皮、升麻。或砂、半、白蔻、桔梗、肉桂、生姜。

诸药不效，菊花根捣汁，酒冲服。或蚯蚓捣烂，冷水调，滤汁服。

灸小便闭穴道

三焦俞　气海　膀胱俞　小肠俞

大便闭

清臣曰：便闭一证，有阳结，有阴结，有虚结。阳结，宜凉下；阴结，宜热下；虚结则当辨气血、阴阳，补下兼施，方为合法。至产后便结，老人便结，专以润燥为主，此一定不移之法也。

阳结，承气汤加牙皂、蜣螂。或凉膈散加千金子。

阴结，备急丸：大黄、干姜各二钱，巴豆一钱，研末，蜜丸，酒下一钱。或附子理中加巴豆。

气虚结，四君加黄芪、大黄、牙皂。或补中汤加大黄、千金子。

血虚结，四物加桃仁、大黄。或孙氏方：熟地、当归各一两，大黄三钱，升麻五分，蜂蜜（冲）。

阴虚结，六味丸加油归、苁蓉。或通幽汤：二地、当归、桃仁、红花、大黄、升麻、香油，蜂蜜（冲）。

阳虚结，八味丸加油归、苁蓉。或六味回阳饮加大黄、枳壳、升麻。

产后便结，润肠丸：熟地、油归、苁蓉各一两，人参五钱。或加味济川煎：熟地、油归各五钱，川芎、苁蓉各三钱，牛膝二钱，泽泻钱半，枳壳一钱，升麻七分。

老人便结，濡肠饮：生地、熟地、油归各一两，苁蓉五钱。或润燥丸：二地、当归、阿胶各一两，麻仁、杏仁各五钱，枳壳三钱，蜜丸服。

一切大便燥结，蜜脂膏：当归一两，杏仁五钱，浓煎，冲蜂蜜、猪油、香油服。

附二便闭

实证，双解散：大黄、滑石各六钱，牙皂、甘草各一钱。虚证，八味丸加苁蓉、前仁。

诸药不效，猪胆一枚，入酒、醋少许，竹管入口缠紧，纳肛门内寸八，手捻苦胆，使汁射入，即通。或炼蜜如饴，拈如指大，长二寸许，蘸皂角末，和葱涎，纳入肛门，即通。

酒病大便不通，绞痛异常，宜鹅眼枳实、大戟、芫花、白芥、千金子、牙皂、大黄。

灸大便闭穴道

阴交　气海　石门　照海　大敦　足三里

痔　漏

清臣曰：痔漏多由酒色过度，未破为痔，已破为漏，痔轻而漏重，痔实而漏虚。治痔之法，不过凉血解热。至于治漏，则当峻补气血，兼以温散，方可奏功。

痔疮初起，祛风辟毒汤：黄芩、黄连、黄柏、苦参、槐花、连翘、赤芍、酒军。或赤芍四物汤加黄连、连翘、槐花、桃仁、枳壳、灯心。外枯痔散：乌梅（煅存性）、枯矾各二钱，红砒（煅）一钱，朱砂三分，研末，口津调搽。或冰片研末，羊胆调搽。

日久成漏，大补丸：黄芪、人参、焦术、熟地、当归、蚊蛤。或十全大补汤加白蔹、白及。外附子研末，口津作饼，如钱厚，贴患处，灸至微热，又另换饼，直至肉平为度，随用补药作膏贴。

痔疮简便方：莫娘藤，炖酒服。或胡黄连，炖猪脏头服。外蚊蛤、核桃叶煎洗。或朴硝、苦参、马齿苋、鱼腥草、无花果叶煎洗，随用烟油搽，或鹅管眼药搽。

灸痔漏穴道

太白　命门

十四椎下各旁开一寸，更效。

脱　肛

清臣曰：脱肛者，肛门翻出也，有脾虚，有胃虚，有血虚，有血热，有湿热，有因痔痛，有因强挣，有因痢后，有因产后，种种不同，而施治之法，总以升提为主。

脾虚，补中汤加乌梅、五味。肿痛，加黄芩、炒栀。

肾虚，六味丸。无火，加桂、附。

血虚，苓术四物加升麻。

血热，芩槐四物加升麻、甘草。

湿热，黄连解毒汤加槐花、木通、枳壳、泽泻、甘草稍。

兼痔痛，苓术四物加槐花、黄连、升麻。

因强挣，四物加麻仁、木耳、升麻，冲香油、蜂蜜服。

因痢后，胃关煎加乌梅、五倍、木香。

因产后，四物加人参、升麻、炙草。

通用五倍、白矾煎洗。或桑叶、桃叶、白矾煎洗。外鳖甲、元明粉研搽。或冰片入田螺化水搽。或熊胆、冰片、儿茶研末，人乳调搽。

灸脱肛穴道

神阙　命门　尾骶　百会　长强

调　经

清臣曰：女子二七天癸至，一月一行为常经，一年一行为大经，终身不行为暗经。期前为血热，期后为血寒。至色紫、色黑、色淡、色黄，五脏为患，各有所因，当逐一辨明，治乃无误。总之，调经和血，理气解郁，是女病要着。

先期，因血热有火，芩连四物汤加丹皮、骨皮；因心脾气虚，大营煎。

后期，因血热多火，丹栀四物汤加柴胡；因血寒多滞，桂附理阴煎加牛膝。

先后无定期，因血虚，火盛四物加黄芩，寒盛四物加肉桂；因肾虚，水虚六味丸，火虚八味丸。

忽断忽续，因血热，生地四物加阿胶、荆芥、续断、黄芩，地榆、蒲黄俱炒、棕灰，日久加升、柴；因血虚，八珍加香附、益母草。

将行腹痛为血滞，桃红四物加元胡、木通、牛膝、泽兰。或香附四物加吴萸、小茴、红花、苏木。

既行腹痛为血虚，八珍加香附、元胡。或参术四物加黄芪、香附。

经来发热，因感冒风寒，四物加桂枝、柴胡、姜、葱；因血虚内热，四物加丹皮、骨皮、胡黄连。

经后发热，因血虚内热，四物加黄芪、骨皮；脾虚肝热，丹栀逍遥散。

经来身痛，因表邪，四物加麻、桂、羌活；因血虚，桂枝汤加归、芪、饴糖。

经来泄泻，因脾虚，四君加山药、莲米、苡仁、扁豆、桔梗、砂仁；因虚寒，理中汤加故纸、益智。

逆经吐衄，行经前，芩连四物加大黄；行经后，犀角地黄汤。

过期不行，因血凝胀痛，桃红四物加香附、莪术、木通、木香、肉桂、甘草；并不胀痛，十全去芎，加陈皮。

经来色紫，桃红四物汤。或生地四物，用归尾、赤芍，加香附、丹皮、黄连、甘草。

经来色黑，六味回阳饮。或大营煎加参、术、炮姜。

经来色淡，当归补血汤：黄芪一两，当归五钱。或参芪四物汤。

经来色黄，六君加苡仁、扁豆。或四物加元胡、小茴、乌药、姜、枣。

经行后阴，四苓散加归、芎、阿胶。或加味归芎饮：焦术、当归、生地各一两，川芎五钱，升麻一钱。

淋沥不止，胶艾四物加黄芪、姜灰、甜酒。或补中汤加茯苓、枣仁、麦冬、丹皮、远志、五味、桂圆。

老妇经断复来，益阴煎：生地、龟板、知母、黄柏、砂仁、炙草。或芩心丸：条芩二两，去皮研末，醋丸，酒下。

灸调经穴道

气海　临泣　肾俞　三阴交　中极　血海

经　闭

清臣曰：月水不行为经闭，有阴虚、阳虚、郁结、痰滞诸证。主治之法，总宜分辨明晰，不可徒用破血之药，损伤真气。

阴虚，生地四物加阿胶、丹皮、降香。或赤芍四物加紫石英（火煅，醋焠七次）、海螵蛸（炒）、红泽兰。

阳虚，桂附理中加香附、苏木、红花、牛膝、泽兰。或附子理中加吴萸、细辛、花椒。

郁结，逍遥散加陈皮、郁金、红花、牛膝。或丹栀归脾汤加香附、牛膝。

痰滞，二陈汤加归、芎、苍术、南星、枳实。或苍术二陈加香附、通、膝。

补　遗

气虚，四君加香附、牛膝、木通、泽兰。

血虚，四物加香附、牛膝、炮姜、茜根。

气血虚，八珍加香附、牛膝、泽兰。

血枯气郁，泽兰汤：泽兰、当归、川芎、丹参、肉桂、茜根、乌贼骨、甜酒。

血枯胃热，四物加硝、黄、草。

脾胃虚损，补中汤去升麻，加川芎、白芍、神曲、麦芽。

房劳太过，六味丸。

生育太过，十全去芎，加陈皮。

乳汁过多，十全大补汤。

久咳成劳，劫劳散：黄芪、人参、焦术、茯苓、生地、当归、阿胶、半夏、五味、甘草。

通用：红五皮草、红泥鳅串、通经草、反背红[①]、血木通、雄鼠粪一岁一个，两头光者是，加酒，炖猪溜勾，多服。

灸经闭穴道

中极　照海　曲池　支沟　腰俞　肾俞

崩　漏

清臣曰：经血大下为崩，经血妄行为漏。由劳伤冲任，气虚不统。主治之法，热者清之，寒者温之，瘀者消之，虚者补之，兼以收摄止涩，无患不愈矣。

血热妄行，加减一阴煎加地榆、续断。或丹栀四物加阿胶、黄芩、棕灰、笔管草根。

① 反背红：即紫背天葵草。

怒动肝火，丹栀逍遥散加香附、郁金、青皮、木香。或化肝煎：白芍、炒栀、青皮、丹皮、陈皮、贝母、甘草。

闪挫跌扑，赤芍四物用归尾，加桃红、丹皮、龟板、枳壳、酒军。或桃红四物加香附。

脾虚不统，归脾汤去木香，加杜仲、续断。或补中汤加阿胶、醋艾。

肾虚不固，六味去丹、泽，加菟丝、枸杞、杜仲、益智、金樱。或固阴煎：熟地、山药、枣皮、菟丝、人参、远志、五味、炙草，加续断、金樱。

脾肾两虚，理脾涤饮加故纸、益智。或秘元煎：人参、焦术、茯苓、山药、芡实、金樱、枣仁、远志、五味、炙草，加黄芪。

气血大虚，八珍加香附、姜灰。或十全去芎、苓，加续断、升麻。

阳气大虚，附子理中汤或四味回阳饮，俱加故纸、益智、金樱。

大崩不止，安崩汤：黄芪、焦术各一两，人参二钱，山漆三钱。或止崩汤：熟地、焦术各一两，当归五钱，人参、黄芪各三钱，姜灰二钱。

久崩不止，抑红煎：熟地、当归、炒芍、焦芥、贯仲、姜灰、棕灰、侧柏灰。或加味补血汤：黄芪一两，当归五钱，香附灰、莲蓬灰、粟壳灰、贯仲灰、藕节灰、陈棕灰、地榆灰各三钱。

补　遗

龙骨散：龙骨（煅）、当归、香附（醋炒）、棕灰，研末，每米汤下四钱。

惜红煎：焦术、山药、炒芍、地榆、续断、焦芥、乌梅、五味、炙草。热，加黄芩、黄连。寒，加人参、故纸。

摄血丹：黄芪、熟地、当归、白芍、阿胶、蒲黄、地榆（上四味俱炒）、棕灰、荷叶蒂灰、百草霜。

指南方：生地（酒炒）一两，阿胶（蒲黄炒）六钱，山药五钱，龙骨煅、牡蛎（生）各四钱，人参、乌梅炒、棕灰、石榴皮（炒）、百草霜各三钱，京墨二钱，研末，醋丸服。

新验方：黄芪、当归、炒芍、山药、苡仁、阿胶、焦芥、莲蓬灰、棕灰。

灸崩漏穴道

通里　血海　气海　丹田　中极　间使　大敦　太冲　肝俞　膈俞　肾俞　命门

带　证

清臣曰：带下一证，由劳伤冲任，风邪入于胞中，血受其邪，随人脏气湿热、湿寒所化。色青属肝，为风湿；色赤属心，为热湿；色黄属脾，为虚湿；色白属肺，为清湿；色黑属肾，为寒湿。从补从泻，从燥从涩，从寒从温，随证治之，自无不愈。

青带，异功散加山药、苡仁、扁豆、防风、炒栀、升麻。或解湿汤：白芍二两，茯苓一两，鸡冠花（干）五钱，炒栀三钱。

赤带，小柴胡加当归、栀、连。或牛车散：白芍、牛膝各一两，前仁三钱，黄柏二钱。

黄带，柴栀归脾汤加升麻。或六君加炮姜、升麻。

白带，补中汤加苓、夏、附子。或举元煎加红鸡冠花。

黑带，六味丸加杜仲、续断。或利火汤：石膏、焦术、茯苓、炒栀、前仁、大黄、黄连、知母、刘季奴、王不留行。

带下五色，乃湿热也，四物加姜炭、黄柏、椿皮、甘草。赤，加地榆、焦芥、黄芩；湿，加苍术、白术；滑，加龙骨、牡蛎；久，合四君子汤。

胞中冷痛，乃寒湿也，四物加桂、附、炮姜。日久滑脱，加升、柴、龙骨、牡蛎、赤石脂。

灸带证穴道

肾俞　三阴交　带脉　血海　气海　关元　神阙　命门　百会　中极

求　嗣

清臣曰：求嗣之道，惟在寡欲，至交接必乘其时。盖妇人一月经行之后，必有一日絪缊[1]之时，气蒸而热，如醉如痴，有欲交接不可忍之状，乃天然节候。但恐禀赋有偏，经脉不调，终难受孕，谨采数方列后。

肥人多痰，不能受孕，涤痰汤：当归、川芎、白芍、焦术、茯苓、半夏、陈皮、香附、甘草、生姜。

瘦人多火，不能受孕，大补丸：人参、茯苓、二冬、骨皮、枸杞、益智、远志、菖蒲，研末，蜜丸，酒下。

经血不调，不能受孕，调经种玉汤：熟地、当归、川芎、白芍、香附、吴萸、茯苓、陈皮、丹皮、元胡、生姜。先期色紫，加黄芩；后期色淡，加姜、桂、醋艾。

子宫虚冷，不能受孕，艾附暖宫丸：熟地、当归、川芎、白芍炒、黄芪、香附、吴萸、续断、肉桂、艾叶，研末，醋丸服。

怀抱郁结，不能受孕，开郁种子汤：白芍、当归、焦术、茯苓、丹皮、香附、花粉、陈皮。

一见有孕，用药安胎，金鉴方：条芩、焦术。火盛，倍芩；痰盛，倍术；气虚，合四君；血虚，合四物；胎不固，加杜仲、续断、艾叶、阿胶；胎气盛，加苏梗、腹

① 絪缊：指天地阴阳二气交互作用的状态。

皮、陈皮、砂仁、枳壳。

惯常堕胎，不能保孕，保胎丸：焦术四两，人参、当归、熟地、香附、黄芩各二两，续断、杜仲各两半，研末，糯米糊丸，七月前服起。

画卦定生男女歌

父母之年上下举，坐胎之月为中主。乾坎艮震定是男，巽离坤兑定是女。算男却生女，三五九岁死。算女却生男，终久鬼来搬。若是正胎者，寿考不须言。

乾☰　坎☵　艮☶　震☳　男胎

巽☴　离☲　坤☷　兑☱　女胎

其法以一画为阳，两点为阴，单月为阳，双月为阴，六十花甲以甲子为阳，乙丑为阴，余皆仿此。父母之年随上下，受胎之月画居中。如求生男，父母阳年所生，单月受胎，则成乾卦☰；父母阴年所生，单月受胎，则成坎卦☵；父母生年一阴一阳，又要双月受胎，则成艮震两卦☶☳，均主生男。若要求女，父母阳年双月，父母阴年双月，父母一阴一阳单月，则成巽离坤兑，主生女。再查节气，单月双月管事，则有定准。此大易生男生女之定法也。

妊　娠

清臣曰：心脉动甚为有子，两尺脉旺，亦为有子。左寸脉浮大为男，右寸脉沉实为女，两寸皆浮大主生二男，两寸皆沉实主生二女。其中兼有杂证，宜分虚实寒热施治。

经断三月，川芎研末，每艾叶汤下一钱，动即是胎，不动是经闭。

眩晕呕吐为恶阻，异功散加香附、砂仁、竹茹、煨姜。或六君加砂仁、枳壳、藿香、旋覆花、枇杷叶。

腹痛下血为胎动，胶艾四物去芎，加苓、术、杜仲、续断。或香砂四物加芩、术、陈皮、大枣。

不痛下血为胎漏，芩栀四物加阿胶、侧柏（炒）。或摄血丹：黄芪、焦术、人参、续断、肉果[①]、故纸、焦芥、甘草。

胎气逼上为子悬，四物去芎，加芩、术、草。或岐伯方：熟地一两，白芍、焦术各五钱，生地、黄芩各三钱，当归、人参、茯苓各二钱，杜仲一钱。

烦躁闷乱为子烦，清心汤：黄芩、麦冬、炒栀各二钱，知母、花粉各一钱，犀角三分，甘草五分，姜、枣。或竹叶汤：茯神四钱，麦冬、黄芩、知母各二钱，竹叶十四片。

猝倒口噤为子痫，羚羊散：羚羊角、当归、川芎、人参、茯神、防风、独活、钩藤、桑寄生、炙草、姜、枣、

---

① 肉果：肉豆蔻。

竹沥。或芩连四物加半夏、生姜。

肢体浮肿为子肿，异功散加归、芎、紫苏、腹皮、姜皮。或六君子汤。上，加荆、防、秦艽；下，加车、泽、防己。

足肿出水为子气，四苓散加木瓜、木香、砂仁、防己、紫苏、槟榔、腹皮、陈皮、桑皮。或千金饮：防风、骨皮、加皮、桑皮、木瓜、木香、紫苏、灯心。

尿涩频数为子淋，导赤散加潞参、黄芩。或四物去芎，加苓、栀、通、泽、芩、滑、前、草。

腹中儿哭为子鸣，苓术四物汤。或黄连同空房中鼠穴内土，煎服。

咳嗽不已为子咳，枳桔二陈汤加阿胶、杏仁、苏叶。或桔梗汤：麻黄、紫苏、前胡、茯苓、桑皮、杏仁、百合、天冬、贝母、桔梗。

小便不通为转胞，五苓散加升麻。或六味丸加牛膝、车前。

补　遗

腹痛，参芪四物加杜仲、续断、香附、砂仁。

小腹痛，加味芎归饮：当归、川芎、人参、阿胶、吴萸、艾叶、炙草。

腰痛，保胎丸：杜仲八两，熟地、山药各六两，续断（盐炒）四两，当归（酒炒）二两。

腰腹痛，胶艾四物加元胡一两，杜仲三钱。

乳出，十全大补汤。

惯堕胎，黄芪、焦术各三钱，茯苓、故纸、菟丝、覆盆各二钱，砂仁、广皮各一钱，炙草八分，煨姜。血虚，加归、地；火旺，去砂仁，加条芩。前数月多服。

临　产

清臣曰：六字真言，一曰睡，二曰忍痛，三曰慢临盆，乃千古不易之秘，且生人系天地自然之理，何用催生诸药？但其中不无交骨不开及胎死腹中、胞衣不下等证，谨列数方以备采用。

交骨不开，佛手散：当归一两，川芎七钱，加枳壳六钱，香附五钱，苏梗三钱，益母草四钱，用白蜜、香油冲服。或八珍汤加丹参、乳香、益母草。天寒，加干姜。

死胎不下，佛手散上，加枳壳、香附、芒硝、童便。或桃红四物加肉桂。

胎衣不下，佛手散上，加姜、桂、红花、甜酒。或荷叶、芡实叶、红菱叶，随用一张，不可并用，扯成二三块，酒煎服，衣即破二三块而下。

催生神咒

用黄纸一条，朱砂新笔，昼对太阳，夜对灯光，衣冠正揖，默念神咒三遍，虔诚为主。咒曰：监生之神，卫生之灵，脱骨成胎，化骨成形。骨速开，骨速开，勿伤母命，勿损子胎。敬请九老仙子君，日月光明普照生。吾奉太上老君急急如律令。

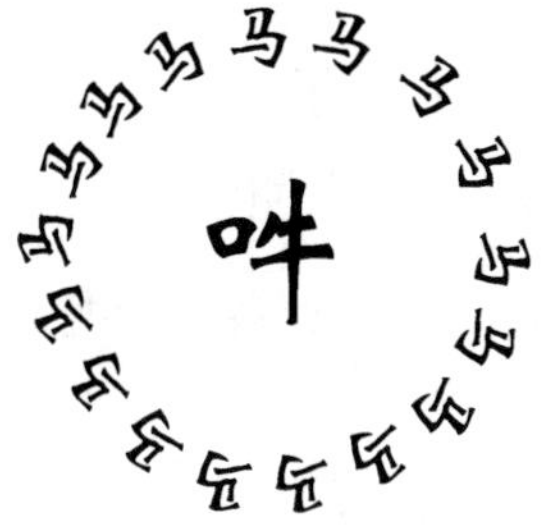

持笔于纸上中心，写一“吽”字，顶上写马，挨次顺写马字，圆圈合缝，不可一笔潦草。写毕付妊妇亲人，用温水一盏，持符于烛上，化入水中，令妊妇服下即产，兼能保胎，并下死胎。且写符之际，便知是男是女，以写马字合缝数双是女，单是男。以无心写之，最为应验。

灸临产穴道

交骨不开，右脚小指尖、合谷、太冲、三阴交。

死胎不下，太冲、合谷、三阴交。

胎衣不下，中极、肩井、昆仑、三阴交。

产　后

清臣曰：产后百脉空虚，瘀血停滞，惟温与补，乃为秘要。盖温则足以消瘀滞，补则足以填空虚。即有他证，用药必兼温补，若不知温补，漫云据脉立方，鲜不以寒为热，以虚为实，而杀人于不觉不知者矣。

产后血晕，生化汤：当归八钱，川芎四钱，桃仁十粒，炮姜、炙草各五分，加人参、焦芥。或佛手散见临产，加焦芥、甜酒、童便冲。

产后气脱，四味回阳饮加北芪一两，当归、鹿茸各三钱。或救脱汤：人参、北芪各一两，当归五钱，附子三钱，炮姜二钱。

产后喘促，姜附四君加当归。或定喘汤：北芪一两，熟地八钱，人参二钱，当归、阿胶各三钱，附子钱半。

产后不语，八珍加钩藤、菖蒲、远志。或七珍散：生地一两，人参、川芎、菖蒲、防风、朱砂各五钱，细辛一钱，研末，每薄荷汤下二钱。

心慌自汗，参归饮：人参、当归、炮姜、附子、枣仁。或十全加附子、牡蛎、糯米。

肢体抽搐，十全加炮姜。或黄芪八钱桃仁三钱红花二钱汤。

产门不闭，举元煎加五味。或大补元煎加芪、姜。

子肠不收，升肠汤：人参、黄芪各一两，当归、焦术各五钱，川芎三钱，升麻一钱。或补中加附子。

恶露不行，桃红四物加肉桂。或生化汤上，倍桃仁，加灵脂、蒲黄俱炒。

恶露不止，四物去芎，加白芷、升麻、发灰。或补中去柴，加续断。

感冒风寒，熟料五积散除桂、芷、枳、橘，余皆酒炒。或桂附理阴煎。有汗，加桂枝、白芍；无汗，加麻黄、柴胡。

产后咳嗽，四物去地，合二陈，加桂枝、前胡、苏梗、桔梗、姜、枣。或生化汤去桃仁，加苓、橘、半夏、杏仁。

产后血崩，寿脾煎加黄芪、鹿胶、升麻。或归脾汤加续断、乌梅。

产后腹痛，生化汤加小茴、元胡。或四物加肉桂、小茴。

产后腰痛，生化汤加杜仲、续断、元胡。或十全去芪，加杜仲、续断。

补 遗

尿胞脱出，棕根炖猪瘦肉，服三五次。

阴户脱下，八珍加黄芪、防风、升麻。

损伤尿胞，异功散加黄芪、桃仁，用猪羊胞炖服。

肢体浮肿，五皮饮加参、术、姜、桂、大枣。

手足青黑，石室篆方：人参、焦术各一两，当归五钱，肉桂钱半，附子一钱。

鼻黑鼻衄，参苏饮：人参一两，苏木三钱，加附子二钱。

蓐劳成瘵，八珍汤。

败血成痈，生化汤上，加连翘、银花、乳香、没药。

灸产后穴道

血晕，支沟、三里、三阴交。

血块痛，气海、三阴交、曲泉、三里、丹田、肝俞、复溜。

五心烦热，头目昏沉，合谷、百劳、心俞、涌泉、曲池。

恶露不止，气海、关元、水分、三阴交。

乳　证

清臣曰：乳房属阳明，乳头属厥阴，无论气闭寒闭，须用二经之药以通之。至吹乳、乳痈、乳岩，其证不一，宜按寒热虚实分治。

乳汁不行，四物汤加花粉、木通、王不留行，用猪蹄熬水煎服。外葱白煎水淋洗，以通其气。

乳汁过少，加味补血汤：黄芪一两，当归、山药各五钱，木通三钱，炖猪蹄服。或催乳汤：黄芪、熟地各八钱，人参、当归各五钱，川芎、枸杞、通草、王不留行各二钱，炖猪蹄服。

内外吹乳，消毒散：鹿霜、公英、白芷、苏梗、橘叶、丝瓜瓤（煅）、葱白、甜酒。或散肿汤：青皮、银花、公英、瓜蒌、归尾、石膏、没药、甘草节、甜酒。

乳中结核，散结汤：香附五钱，川芎、白芷、浙贝、银花、公英、苏梗各三钱，橘叶、丝瓜瓤、葱白、甜酒，渣敷患处。或八珍加贝母、桔梗、香附（酒炒）、陈皮。

乳痈初起，栝蒌汤：瓜蒌、生栀、大力、连翘、柴胡、黄芩、陈皮、青皮、花粉、银花、甘草、皂刺、甜酒。或通气散：陈皮、青皮各八钱，瓜蒌、甲珠各四钱，银花、连翘、炙草、甘草各二钱，研末，酒下。

乳岩初起，丹栀逍遥散、柴栀归脾汤，俱加鹿胶，轮服。

补　遗

乳肿：蒲公英、泽兰、银花、白芷、木瓜、甘草，为末，每二钱酒下。

乳痈：大瓜蒌、当归、甘草、没药、乳香，为末，酒下。外豆窖水一桶熬膏，浓搽数次，自消。

吹乳：白芷、细辛、牙皂，酒煎服。捣渣贴患处，立愈。

吹乳咒法

先问病乳左右，在左以右手虚摄乳样，右亦如之。令来人去，云好了。然后，依法念咒七遍，对去吹七口，即愈。咒曰：赫赫阳阳，日出东方，东上方，西上方，方上圆，圆上方。禁天天崩，禁地地裂，禁吹乳，自消灭。吾奉太上老君急急如律令勅。

咒簪[1]消乳法

咒云：青头娘子有患，揭起江山十万，普陀落迦山下，古佛一口吹散。

灸乳证穴道

无乳，灸膻中、少泽、合谷。

乳痈，灸委中、三里、鱼际、少泽、足临泣。

乳岩，灸顶心。或隔蒜灸患处，痛至不痛，不痛至痛为止。

乳肿，灸足临泣。

妇人隐疾

清臣曰：妇人有难言之疾，如阴肿、阴痒、阴疮、阴蚀之类。患者羞对人言，医者不得其实，染病日深，殊甚悯念。今谨采各方，随其取用，不必延医调治，无不应手而愈。

阴户翻肿，大分清饮见耳证，加黄芩、胆草。外捣菊花苗叶，开水淋洗。

阴中奇痒，芍药蒺藜煎：蒺藜七钱，赤芍、生地各二钱，黄芩、炒栀、木通、泽泻、胆草各钱半。外蛇床、苦参、五倍、白矾、花椒、葱白煎洗。

阴痒生虫，芦荟丸：芦荟五钱，当归、白芍、川芎、

---

① 簪（zǎn 攒）：疾速。

胡连、芜荑各一两，木香、甘草各三钱，研末，糊丸，每开水下钱半。外桃叶、白果捣烂，绵裹纳阴中，日三易。

阴户生疮，芍药蒺藜煎上，加土茯苓一两。无火，去炒栀、胆草，加归、苓、苡仁。外雄黄、白矾、杏仁各五钱，麝香一分，研敷。

阴中挺出如蛇，龙胆泻肝汤见口证。外水杨汤：水杨柳须、鱼腥草、黄连、枯矾、蚊蛤、狗脊各一两，研末，入有嘴沙罐煎汤，竹筒引气入内，熏洗。

阴中出物如茄，八珍去苓，加陈皮、沉香、枳壳、吴萸、肉桂。外茄杆烧存性，研末，香油调搽。

大小便易位，幼女五苓散加黄连、木香、甘草；产后当归一两，川芎五钱，莪术、炒栀各三钱，肉桂一钱。

交接出血，柴芩四物加炒栀、胆草。或引精止血汤：熟地、焦术各一两，人参、枣皮各五钱，茯神、焦芥、前仁各三钱，炮姜一钱，黄柏五分。

足后跟痛，加减四物汤：生地、白芍、归尾、二术、黄芩、黄柏、陈皮、牛膝、甘草稍。或知柏四物加木通、淮通、花通、血通、血藤、牛膝。

灸隐疾穴道

阴挺，灸曲泉、照海、大敦。

阴肿，灸会阴、三阴交。

小 儿

清臣曰：小儿号为哑科，治之最难。景岳独谓其易，盖以小儿之病，不过外感风寒，内伤饮食及惊风吐泻，并无七情六欲之扰。用药只宜轻剂，不可过为克伐，损伤元气，此为至要。

撮口脐风，附子理中加竹黄、僵蚕、全蝎。外焠元宵灯火。元宵灯火本十五，囟门眉心两合骨，脐轮脐心共七燋[①]，鞋带四燋救儿苦。

急慢惊风，急惊为实证，龙胆泻肝汤方见口证，痰甚加胆星、竹黄；慢惊为虚证，四味回阳饮加白蔻、丁香，用灶心土水煎服。

夜啼，属脾寒，异功散加炮姜；属心热，人参、黄连、炙草、生姜、竹叶。

吐乳，属虚寒，异功散加炮姜；属虚热，异功散加柴、栀。

吐泻，属虚寒，温胃饮；属实热，二陈去草，加猪、泽、车前。

溺白，属虚寒，香砂[②]六君加柴胡；属实热，龙胆泻肝汤见口证。

腹胀，因脾虚，砂蔻六君加炮姜；因食滞，枳术丸加

---

① 燋：同“灼”，发烧。
② 砂：原作“附”，据大德本改。

砂、半、藿、橘、麦、曲。

囟肿囟陷，肿为实证，大连翘饮：连翘、归尾、赤芍、荆芥、防风、木通、甘草；陷为虚证，桂附理中加黄芪一两。

弄舌吐舌，弄舌为心脾亏损，八珍去地，加芪、橘；吐舌为心脾积热，导赤散加黄连、菖蒲。

龟胸龟背，龟胸为肺热胀满，贝母煎：贝母、桑皮、苏子、花粉、沙参、百合、前胡、射干、薄荷、枇杷叶；龟背为风入脊髓，保元丸：当归、枳壳、独活、防风各一两，前胡、麻黄、大黄各五钱，蜜丸，米汤下。

灸急惊风穴道

印堂　百会　人中　中冲　大敦　太冲

灸慢惊风穴道

百会　上星　人中　脾俞　大敦　列缺

痘　证

清臣曰：痘乃胎毒，有寒有热，有实有虚，不可偏执为虚寒而纯用温补，亦不可偏执为实热而纯用寒凉，总宜按证立方，乃可无误。

初起发热，人参败毒散酌加荆、防。

毒火太盛，归宗汤：大黄、生地、赤芍、山楂、青皮、木通、大力、荆芥、灯心。

已出复隐，苏解散：羌活、防风、荆芥、前胡、苏叶、葛根、升麻、川芎、木通、大力、桔梗、甘草、芫荽。

惊搐发狂，羌活汤：羌活、防风、当归、川芎、炒栀、薄荷、胆草、甘草、灯心。

痘多成片，归宗汤上。

顶平不起，三豆饮：黄豆、绿豆、赤小豆，加参、芪、归、术。

灰陷白陷，参归鹿茸汤：人参、黄芪、当归、鹿茸、炙草、糯米。

紫陷黑陷，归宗汤上。

紫黑无浆，归宗汤加归尾、红花、紫草、犀角、黄连、甲珠、地丁。

空壳无浆，内托散：黄芪、人参、当归、川芎、防风、白芷、肉桂、炙草、糯米。

皮薄浆清，参归鹿茸汤上。

寒战咬牙，桂附理阴煎加参、芪、丁香、生姜。

当靥不靥，回浆饮：黄芪、人参、焦术、茯苓、首乌、白芍、炙草、生姜。

痘烂不靥，黄连解毒汤加连翘、大力、苦参、升麻、蝉蜕、木通、甜酒。

痘子落眼，黄丹、冰片，研末，左吹右耳，右吹左耳。

痘子抓烂，黄豆黑豆壳，烧存性，加人中白，研末，麻油调搽，愈无疤。

余毒成痈，化毒丹：生地、当归、赤芍、荆芥、防风、大力、连翘、黄芩、犀角、薄荷、桔梗、甘草。

保婴稀痘方：银花、红花、桃仁、荆芥各一钱，生地、赤芍、当归各二钱，甘草五分，此药八味，用水二杯，煎至一杯，尽一日令小儿服完，次日出痘，三日收功，不灌脓，不结痂，只见些须红点。先以小儿脐带瓦上焙干，研末，同煎。此方在半月内服之神验，过十八日则不验矣。

种牛痘法：于两臂中消泺、清冷渊二穴上下交连处，银针刺破，种牛痘于肤内，随即灌水成浆，结痂后，不再出，屡试不误。

麻疹

清臣曰：凡人咳嗽喷嚏，面肿腮赤，眼泪鼻涕，呵欠闷烦，乍凉乍热，手足稍冷，恶心呕吐，即为麻疹之候。主治之法，初宜解散，次宜养阴清火，始终忌用燥药。

时令温暖，荆、防、连翘、大力、石膏、知母、枳壳、木通、薄荷、桔梗、甘草。

时令暄热，黄连解毒汤加荆、防、膏、知、木通、元参、大青、桔梗、甘草。

时暖时寒，加减葛根汤：葛根、荆芥、防风、羌活、柴胡、前胡、大力、沙参、白芍、桔梗、甘草。

时令大寒，加减麻黄汤：麻黄、桂枝、荆芥、防风、羌活、大力、沙参、川芎、赤芍、桔梗、甘草、生姜。

毒盛难出，黄连解毒汤加石膏、连翘、大力、麻黄、蝉蜕、炒军。

已出后没，解毒汤：荆芥、防风、黄芩、黄连、连翘、大力、犀角、薄荷、大青、人中黄、灯心、芦根。

色红，人参白虎汤加连翘、大力、骨皮。

色白，养荣汤：人参、当归、川芎、赤芍、红花、甘草、甜酒。

色紫色黑，大青汤：大青、石膏、知母、元参、炒栀、木通、桔梗、人中黄。

麻兼疫疠，人参白虎汤加芩、连、栀、力、连翘、红花、桔梗、竹心。

麻后咳嗽，清金散：沙参、赤苓、石膏、知母、麦冬、元参、黄芩、炒栀、骨皮、杏仁、瓜蒌、大力、桔梗、竹心。

通用清金一贯饮：黄芩五钱，前胡三钱，荆芥钱半，炒芍、青皮、大力、淮通、桔梗各二钱，甘草六分。寒闭，加麻黄；便闭，加大黄；血热，加生地；口渴，加石膏；气喘，加桑皮、杏仁；日久不散，加生地、丹参、元参、蝉蜕。

疮　证

清臣曰：疮毒有阳证，有阴证。阳证宜清凉解毒。阴证宜温中回阳。七日前宜散，七日后宜攻，溃后宜托补元气，此为外科枢要。

阳证者，疮势红肿，焮痛异常，六脉洪数，清凉饮：银花一两，当归五钱，公英、花粉、连翘各三钱，荆芥、防风、甘草各二钱。便闭，加大黄。外如意金黄散：花粉一两，白芷、黄柏、大黄、姜黄各五钱，苍术、厚朴、陈皮、南星、甘草各二钱，研末，葱蜜调敷，加芙蓉花叶、有子蜂房，尤效。

阴证者，疮势平塌，顽麻少痛，六脉沉迟，温中饮：生芪一两，当归五钱，陈皮二钱，肉桂、炮姜、麻绒、炙草各一钱，甜酒。外回阳玉龙膏：姜黄、草乌、赤芍各两半，白芷、南星各五钱，肉桂二钱半，研末，酒调敷。

已成不溃，透脓散：黄芪一两，当归、川芎、银花各五钱，白芷、大力、甲珠、皂刺各一钱，甜酒。外胡桃咬涂顶上，麻雀粪拣立者一锭插其中，即破。

既溃不敛，十全去地，加香附、陈皮。外鳖甲，瓦焙研撒。

愈后复起，千金内托散：黄芪（盐炒）、人参、当归、川芎、炒芍、白芷、防风、银花、厚朴、瓜蒌、官桂、桔梗、甘草节、甜酒。痛甚，倍归、芍，加乳香、没药。

六经见证加药

太阳证，项背腰臀加羌活、川芎、藁本；外臁足踹加防已、黄芩。

阳明证，额前眉眶加葛根、升麻；胸乳牙龈加白芷、石膏。

少阳证，左右头角加川芎、黄芩；耳前两胁加柴胡、青皮。

太阴证，中脘四肢加桂枝、白芍；两手足肘加防风、升麻。

少阴证，脐腹手足心加桂枝、木通；足跟内臁加黄连、独活。

厥阴证，头顶小腹加白芍、柴胡；男女阴器加黄连、胆草。

总之，上部加川芎，中部加杜仲，下部加牛膝，手加桂枝，此系一定不移之法。

三仙丹：治一切疮痈久烂，或有虫不能收口，至杨梅大疮及下身诸毒，尤为奇效。水银、白矾、牙硝各一两，此药三味，乃诸丹之本也。升成，加麝香、洋片各二分，同研，名为五宝丹。再加辰砂三钱，朱砂、银朱、珍珠、扫粉①、青黛各五钱，名为万金丹，功效尤速。

升丹法：择吉日，于净地无风处，用小铁耳锅洗净，先将硝矾研匀放锅底，后放水银在中心。择坚厚磁碗，用火烘热，姜汁涂搽内外数次，拭净，外用盐泥扎缝，再用河沙半干者盖之，以盖尽碗底，沙与锅平为准。下用小泥

---

① 扫粉：轻粉。

灶搁锅，白炭五六斤烧之，火候先小，中大，终小。碗底放米四五十粒，燃香三炷，视米黄黑色，退火，移锅别处，俟冷一夜，去沙泥扫净，轻轻起碗，丹尽升于其中，刮下，兑前所加诸药，研极细，磁瓶盛之，蜡封口，勿泄气。用时以浓茶洗患处，棉花涂丹撒之，多寡随宜。丹底治疳痒诸疮，勿弃。

从上降下法：亦用前三味，加皂矾、锅粑盐各一两，用倾银罐子，硝烧不破者装药，水银放中，炭火架井字样，熔化，看白烟起圈，便结胎矣。拈起，将罐覆磁盘上，盐泥封固罐口，以盘坐水盆中，四周用瓦片斜铺盖盘口，炭火烧罐底，先武后文，以炭烬为度，俟冷揭开，其丹降在盘内，刮下，收贮听用。此丹能化管提脓，如硬结瘰疬不破者，磁针刺出血，饭和丹，捻成鼠屎样，按入，外以膏药封之，其恶肉自溃腐。

杂　治

癫证，火盛，加减安神丸：生地一两，黄连五钱，犀角三钱，甘草一钱，加朱砂一钱，冲服；痰盛，加味白金丸：郁金五钱，枯矾二钱，巴豆二粒（去油），研末，每服二钱。

狂证，火盛，白虎合承气汤；痰盛，滚痰丸：大黄、黄芩各八钱，礞石（煅）一钱，沉香五分，研末为丸，每服三钱。

痫证，脾虚，六君加柴、芩、僵蚕、全蝎、竹沥、姜汁；肾虚，六八味丸。发时灸百会穴，以醒为度。

鼓胀，焦术四两，黑丑两半，海金沙三钱，甘草五钱，研末，每煎倒流水下二钱，以利为度。或红姑娘根，炖猪蹄服，肚响即愈。

酒病，病缓，控涎丹，姜汤下五六分；病急，十枣汤：甘遂制、大戟、芫花（醋炒）等分，研末，每大枣十枚，煎汤下三五分。后服黄芪六君加粉葛、白蔻。

瘟毒，金豆解毒煎：金银花三钱，绿豆皮二钱，蝉蜕八分①，僵蚕、陈皮、甘草各一钱。或绿豆饮：绿豆煎汤，加白糖，当茶饮。二方大解瘟毒。

渴证，实证，白虎汤加生地、麦冬、葛根、花粉；虚证，六味丸加肉桂、五味。

身痒，胡麻、枳壳各二两，荆芥、防风、川芎、蔓荆、苦参、灵仙、首乌、炙草各一两，薄荷五钱，蜜酒为丸服。外苍耳子煎洗。

遗尿，脾虚，补中汤去柴胡，加白果；肾虚，八味丸去泽泻，加白果。

缩阴寒，桂附理中汤加吴萸、小茴、橘核。外姜葱捣烂，加酒炒，贴丹田。酒壶盛热水熨。或灸气海、丹田、关元。

---

① 八分：原作“八钱”，据博文本、益新本改。

肾囊风，猪外肾处肉四两，加胡椒三十粒，煎洗。或炮姜、白矾研搽。

戒洋烟，洋参、北芪、焦术各三钱，粟壳二钱，沉香、黄连各一钱。或潞参一两，北芪三钱，粟壳八钱，杜仲、焦楂各一钱，广皮、炮姜各八分，香附七分，焦术五分，甘草二钱，每日一服，一月断根。

食生烟，生菜油灌一二杯，令吐。或南硼砂黄如胶者真，冷水调服。忌食热物。

九子痒，清河膏、石灰、巴豆各五钱（研），大曲酒一茶杯，下锅炒，取起，加碱水三两，黄丹五钱，冰片、麝香各四分，贝母二分，用少许点上，皮纸贴不论何项膏药，剪小孔盖护，令出气，五六日自愈。

疔疮，蟾酥、蓖麻子、雄黄、白矾，研置顶上，或偷油婆①捣涂。内服三花汤：菊花、银花、紫花地丁。

疥疮，大枫子五钱，油核桃三钱，樟脑二钱，水银一钱，研末，和生猪油捣，绸帕包，烤热擦。或雄黄、轻粉、枯矾、花椒、樟脑、水银各一钱，大枫子五十个，生猪油同上捣用。

漆疮，白果叶、麻柳叶、生荷叶、白矾，随用一二味，煎水晾冷洗。外三白散：铅粉一两，轻粉五钱，石膏（煅）三钱，研末，韭汁或冷水调搽。

---

① 偷油婆：蟑螂。

跌打，桃红四物加山楂、大黄、童便、甜酒。伤筋，加月季花。伤骨，加骨碎补炒。外棡[1]炭烧红，石臼捣细，加黄糖，捣如酱敷，兼治刀伤。

刀伤，铁扇散：黑松香、黄松香（二味火熔化入水内，取起晾干），万年灰、枯矾各一两，龙骨（生）、象皮（焙）各五钱，研撒。或玉真散：白附子生、天麻、南星（姜汁炒）、羌活、防风、白芷各一两，研撒，并用酒冲服三钱。

汤火，陈石灰、大黄，随用一味，鸡蛋清调敷。或桤木根皮煎搽，灌烂更效。或大黄、黄芩、黄连、黄柏、石灰，研末，麻油调搽，切忌冷水。

误食蚂蝗，无论人畜，生蜂蜜多服数次，自化为水。昔秦姓辟兵，渴极，掬田水饮，误服蚂蝗，得奇疾，嗜食茶叶、生姜，余用此法，吐虫二条，立愈。

送盗法：每年除夕，于宅四隅，各用烛一对，饭一盏，肉一片，诚念咒云：禁无禁无，今值岁除，送尔远去，莫到吾庐。念毕，将饭碗覆盖地下，次年初五后取回，一年无盗。

救火法：左手持三山诀，捏鸡蛋一个，右手持剑诀，向蛋上书敷施发润天尊圣号七遍，口亦默念七遍，即投火中，自灭。如不灭，连用七个，即灭。

---

① 棡（gāng 刚）：木名，俗称青棡，通称橡树。

治鼠法，椿树叶、冬青叶、丝瓜梗叶、砒霜、狼毒，四季烧熏，鼠自无。

治蚊法，端午日，以灯草对日念咒曰：天上金鸡，吃蚊虫骨髓肤。七遍，以草点灯，其蚊自远。

治虱子，百部、水银各一钱，大枣三个，捣为丸，布包带身上，自无虱。

治跳蚤，天茄叶铺席下，蚤自死。或桃叶、香樟叶，烧烟熏，又研末和灰面，洒猫毛内，其蚤尽落。

治臭虫，樟脑、信石、鱼骨，研洒席上。或紧闭门窗，用羊骨、秦椒各半斤，同锯末烧熏。或苍术、白芷、雄黄、番木鳖各二两，研末，糊丸指大，微火烧薰，其虫自死。

咒痒法，咒云：一咒天羊，二咒地羊，三咒淫羊，四咒羚羊，五咒商羊，羊母死不死，羊公绝不绝，羊子羊孙尽要消绝，若还不绝，弟子关起五百蛮雷打绝。此法先用五指捏痒，咒三遍，捏三次，此痒即散。

补遗各方

罕见之方附于病下，常见之方著明首卷，其有遗漏，于兹备载。

大补元煎　人参　熟地　当归　山药　杜仲　枸杞　枣皮　炙草

四六**味回阳饮**　人参　附子　炮姜　炙草

加熟地、当归，名六味回阳饮。

黄芪六君汤　六君加黄芪、山药。

人参养荣汤　十全去芎，加陈皮、远志、五味。

五味异功散　四君子汤加陈皮。

八仙长寿丸　六味地黄汤加麦冬、五味。

生脉散　麦冬　人参　五味。

归脾汤　人参　黄芪　焦术　当归　茯神　枣仁　远志　广香　炙草　桂圆　姜　枣

举元煎　黄芪　人参　焦术　升麻　炙草

六安煎　陈皮　半夏　茯苓　杏仁　白芥　甘草　生姜

温胆汤　陈皮　半夏　茯苓　枳实　甘草　竹茹

五皮饮　苓皮　腹皮　陈皮　加皮　姜皮

一方有桑皮，无加皮。

排气饮　香附　藿香　木香　陈皮　乌药　枳壳　厚朴　泽泻

六一散　滑石　甘草

导赤散　生地　麦冬　赤苓　木通　前仁　甘草稍　灯心　竹心

白虎汤　石膏　知母　甘草　粳米

加人参，名人参白虎汤。

凉膈散　黄芩　炒栀　连翘　芒硝　大黄　薄荷　桔梗　甘草　竹心

参苏饮　人参　紫苏　葛根　前胡　陈皮　半夏　茯

苓　桔梗　枳壳　木香　甘草　姜　枣

人参败毒散　人参　羌活　独活　柴胡　前胡　川芎　枳壳　茯苓　桔梗　薄荷　甘草　生姜

黄连解毒汤　黄芩　黄连　炒栀　黄柏

犀角地黄汤　生地　犀角　白芍　丹皮

一加芩、连，一加麦冬。

大承气汤　大黄　芒硝　厚朴　枳实

小承气汤　大黄　枳实　厚朴

调胃承气汤　大黄　芒硝　甘草

桃仁承气汤　桃仁　大黄　芒硝　桂枝　甘草

一去桂、草，加归、芍、丹皮。

三一承气汤　大承气汤加甘草。

医家备用

所有一切灵应奇方，统治各症，司命之士，囊中不可一日无也。

寸金丹　治伤风、伤寒、中风、中寒、中暑、伤食、感冒、咳嗽、胃痛、腹痛、霍乱、吐泻、疟疾、痢疾、急慢惊风等证，无不效验。孕妇忌服。

苍术　厚朴　陈皮　茯苓　半夏　砂仁　香附酒炒　川芎　乌药　藿香　防风　羌活　白芷　前胡　紫苏　薄荷各三两　白蔻　草果各一两　枳壳　木香　甘草各两半　神曲二十三两

同碾为末，姜汁拌糊为丸，每个重一钱二分，朱砂为丸，大人二丸，小儿半丸或一丸，生姜汤下。

普济丹 治中寒、中暑、感冒、胃痛、腹痛、牙痛、痧胀、疟疾、急惊、痈疽、疔毒、跌打气闭、不服水土等证。慢惊、孕妇忌服。

茅术三钱 天麻 麻黄 明雄水飞，各三钱六分 大黄六钱 丁香六分 麝香三分 蟾酥火酒化，九分 甘草二钱四分

共研细末，端午午时糯米粥和丸，莱菔子大，朱砂三钱六分水飞为衣，磁器收，勿泄气，每下三五七丸。

红灵丹 治伤风、伤寒、伤暑、伤食、感冒，痧胀、吐泻、中恶、中毒、胃痛、腹痛、积聚、饱胀、哮喘、痰嗽、急惊、五痫、五绝、暴病，俱茶下。惟瘟疫及六畜染疫，点大眼角，勿用水。孕妇忌服。

明雄 朱砂各五钱 火硝滴净，四钱 硼石煅 礞砂各三钱 冰片 麝香各五分 佛金一百张

共研极细末，磁瓶收，勿泄气，一用烧酒或水为丸，梧子大，每茶下三五丸。

紫金锭 治伤寒、瘟疫、疟疾、痢疾、中风、中气、霍乱、喉痹、疮毒、诸毒、惊风、痨瘵、跌打、自缢、溺水、汤火、疯犬咬伤及疑似难明诸证，磨服此丹，神效难述。

山慈菇去毛 川蚊蛤各二两 红芽大戟两半 千金子去油，一两 麝香三钱 一加雄黄 朱砂各三钱

共研极细末，端午午时糯米粥和，入石臼捣千下作

锭，每个重一钱，虔心修制，勿令妇人、鸡、犬见。

遇仙丹 治心腹诸气痛及气喘、气噎、血积、宿食、曲酒过度，生姜柿蒂汤下；膀胱、肾气、胁下三处气痛，小茴酒煎下。

藿香 胡椒各二钱半 全蝎七枚 巴豆去油，十粒 即神保丸

共研细末，水丸麻子大，朱砂（水飞）三钱为衣，每服三七丸。

通关散 治中风、中痰、中气及诸证闭结，猝倒昏愦，不省人事。

生南星 生半夏各一钱 细辛 牙皂各五分

研末，吹鼻取嚏。

百顺丸 治热结便闭，酒病不通等证。

生大黄十两 牙皂一两

研末，蜜丸梧子大，每开水下二三钱。

备急丸 治寒结肠胃，大便闭，心腹满痛及中食、中恶、卒死等证。

大黄三两 巴豆一两 干姜二两

研末，蜜丸如豆大，或酒或水下三四丸。

控涎丹 治痰涎结胸，胸背腰项、手足筋骨痹痛及伤酒等证。

甘遂 大戟忌火煮去骨 白芥炒，等分

研末，糊丸梧子大，姜汤下数丸，忌甘草。

蜡矾丸 治诸般疮毒，不拘生在何宫，初起即消，已成即溃。

黄蜡一两 白矾六钱

将蜡熬化，稍冷入矾末，为丸豆大。疮在上，服一两，在下，服七钱，小儿减半，酒和开水下，忌葱三日。

绿云膏 治一切疮毒，紫黑红肿，痛痒非常，溃烂日久不愈。

黄蜡 白蜡 铜青研细，各五钱 童女发洗净，一两 猪鸡冠油一斤

先将猪油熬去渣，入头发，煎枯取起，下二蜡，微火溶化，离火，乘温下铜青，搅匀，贮磁器，埋土中，出火毒。凡遇溃烂诸疮，先用陈艾、花椒煎洗，油纸摊贴，提脓、去腐、生肌，极效。

紫云膏 治诸般疮疡及犬伤、刀伤、跌打损伤、无名肿毒，神效。

当归 赤芍 羌活 独活 白及 白蔹 商陆 马前子 蓖麻仁 生大黄各一两 男子发一团 麻油二斤

先将麻油浸药三日，依法熬膏，每油一斤，以炒黄丹八两收之，皮纸摊贴。

回生丹 治跌打、刀伤、缢死、惊死、溺水死，无不神效。

活土鳖去足瓦焙，五钱 自然铜火煅醋淬九次，三钱 真乳香灯心同炒去灯心 瓜儿血竭飞净 巴豆去油 朱砂飞净，

各二钱　麝香三分

研末酒下，大人分半，小儿七厘，大能起死回生。

七厘散　治跌打刀伤，骨断筋折，割断咽喉及无名肿毒诸证。

瓜儿血竭一两　乳香　没药　朱砂　红花各钱半　儿茶二钱四分　冰片　麝香各分半

共研细末，烧酒冲服七厘。外患处有血干撒，无血烧酒调敷，定痛止血神效，妊妇忌服。

八厘散　治跌打损伤，接骨散瘀。

瓜儿血竭　乳香　没药　自然铜火煅醋淬七次，各三钱　半两钱[1]煅　马前子香油煎去毛　苏木　红花各一钱　丁香五分　麝香一分

研末，黄酒调服八厘，一加童便。

制艾绒法

陈皮去筋梗，烈日晒脆，放筛上揉绒，去净渣，合麝香、川乌、草乌、牙皂、细辛、火硝、明雄，研极细，常带身边，得热气为妙。

附诸骨卡喉法

面东持水一碗，右手剑诀，书符于碗内，口中念咒，随书随念。七遍毕，用剑诀在碗点三点，令患者将水一气吞下，其效如神。

---

① 半两钱：古铜币名。

符式

龙　儿　奉　化　神　符　敕　令

咒云：吞骨散，化骨丹，化龙下海入深滩，即吞即化，无论铜铁皆化开。开吾奉，太上老君急急如律令。

炼水法：每日晨起，净心沐手焚香，向东持水如前法。七次毕，自将碗内之水，一气吞完，如此四十九日，不可间断，以后用之如神。

做皮蛋方

鸭蛋一百个　用杠炭灰一百两　石灰三十两　青盐三十两　柏枝叶　大香各二两　花椒　陈茶叶各一两

后四味煎水，调包蛋上，坛盛三月，光亮极美可售。

又方：鸭蛋百个，卤水二汤碗，炭灰三升，石灰升半，食盐二茶杯，调米汤，用火钳夹蛋，杵糊蛋上，即放草灰内，俟干，收入坛中，过五十日可食。

卷　四

病　论

清臣曰：予生多疾，始入医门，凡与人诊脉看病，必先论病，然后立方，注明何证，应用何药，如何治法，医有证据，病家了然，以便更改药方。即另延医士，亦知前法，更有把握，是业医之道，务要虚心领会，以活人为念，切莫固执不通，自以为是，误人一命，终还一命，慎之。

恭　论

吴又香老夫子贵恙，六脉浮大中空，面赤唇红，虚阳外现，所吐之血，满地成团，实因误服寒凉所致。治法应宜温中固肾，以镇阴血，但刻下血离经络，骤热不宜，骤止不可，必须引血归经，毫不妄行，后用理脾健胃，其患自愈，未知是否，敬呈芗翁明府大人斧政[1]。

引血归经方

酒白芍六钱　炙甘草二钱　川郁金三钱　花蕊石二钱　降真香二钱　侧柏为引。

---

① 政：通“正”。改正，纠正。《逸周书·允文》：“宽以政之，孰云不听，听言靡悔，遵养时晦。”

此方系甲己化土之法，用白芍为甲木以敛肝血，甘草为己土以培脾胃，川郁金能开十二经络，花蕊石行血中之气，降真香行气中之血，引用侧柏和血生血，不止血而血自止，是行血即所以止血。服到血归经络，再服理脾健胃之品，此千古不易之法也。

理脾健胃方

蜜黄耆八钱　焦於术三钱　炮姜灰一钱　西砂仁二钱　法半夏二钱　破故纸三钱　制附片三钱　益智仁二钱　花蕊石二钱　降真香二钱　侧柏叶引。

此方用耆术以大固中州，用姜灰、砂、半，醒脾崇土，故纸收摄肾气，附片温暖下元，智仁纳气归肾，仍用花蕊、降香，兼行滞气。服到咽干唇燥，去花蕊，重加熟地、白芍，或天冬、五味，再服大补元煎或左右归丸，大剂为丸，告厥成功，益寿延年。

予　论

子和彭状元贵疾，六脉洪大鼓指，口臭气粗，里热太重，以致赤白下痢，日夜数十度，非大剂与之，难以捷效。法宜宽肠去滞，行臭逐瘀，慎服温热收涩之品。谨拟一方列后。

行滞逐瘀方

当归二两　白芍一两六钱　槟榔三钱　厚朴三钱　莱菔二

钱　广香二钱　引用苦蕹子五个

此方重用当归为君，使大肠有传道之机，护守脂膏；重用白芍为臣，敛肝养血，使木不克土，不成禁[①]口；用槟榔、厚朴为佐，推荡胸膈；用莱菔、广香宽肠去滞，蕹子行臭逐瘀。如肛门似烙，加黄连；里急[②]后重，加大黄。一剂轻，再剂愈矣。

恭　论

渭春中丞大人贵恙，肝脾二经脉势滞涩，外见目黄溺赤，汗出染衣，此阳疸证也。治法应宜燥湿利水，兼退胆热，三剂可愈。敬呈大人阁下斧政。

燥湿退疸方

茅苍术三钱　焦白术三钱　粉猪苓二钱　白茯苓二钱　川泽泻二钱　西茵陈二钱　引用三角风一把，酒炒，入药同煎

此方用苍术、白术以燥湿；用茯苓、猪苓、泽泻以利水，茯苓去气分之水，猪苓去血分之水，泽泻去肾中凡水；茵陈退胆经余热；三角风用酒炒为引，能驱五种黄疸。三剂可愈。俟黄色尽退，始服补脾固肾之品，再以精气神平补之方善后，则长生不老矣。

---

① 禁：通“噤”。闭口不言。前蜀杜光庭《墉城集仙录·徐仙姑》：“诸僧一夕皆僵立尸坐，若被拘缚，口禁不能言。”

② 急：原作“结”，据大德本改。

予论

张少君贵恙，系阴寒凝滞，腮肋俱肿，唇白面青，经纹沉细，险危之候，似为清凉所误，迄今月余，实属阴气凝结。治法非麻黄不能开其腠里①，非姜桂不能化其凝结，余用理脾健胃之品，辅正脱邪。谨拟二方于下。

消肿破结方

焦白术三钱　西砂仁二钱　上安桂一钱　炮干姜一钱　麻黄绒一钱　藿香引

外敷腮肿方

硫黄二两　荞面一两　麦面一两

用热水调敷肿处。后三日信到云，肿消病愈，再求培补方，可知用药对症，奏效甚捷。

愚本庸医　妄论贵疾

封翁吴老大人，系先天命门火衰，不能熏蒸后天脾土，以致饮食减少，痿软无力，舌黑如墨，真阳尽为阴气蒙蔽。治法应宜大固中州，宣畅胸膈，峻补肾阳，温暖下元，纳气归肾，驱阴救阳，则长生不老，寿溢期颐矣。敬拟一方，恭呈廉翁方伯大人哂政是幸。

---

① 里：通“理”。《孙子兵法·九地》：“人情之里，不可不察。”

延寿方

蜜北耆八钱　於潜术四钱　高丽参四钱　白蔻仁一钱　法半夏二钱　鲜枸杞三钱　杭巴戟三钱　制附片三钱　嫩鹿茸三钱　益智仁二钱　煨姜、红枣引

此方用参、耆、术，以大固中州；白蔻、半夏，宣畅胸膈；枸杞、巴戟，峻补肾阳；附片、益智、鹿茸，温暖下元，纳气归肾。服到口干舌红，始加熟地一两，当归八钱，官燕六钱，蒙桂三钱，改汤为丸，随意多服，则精神强固。

清臣弟谓：公庭周老夫子贵体未安，因是非场中，诸医不至，弟属亲谊，势所难辞，细察病情，实由受伤感冒，舌白面青，大烧不止，审其六脉，浮沉俱紧，明系外受风寒，内聚瘀血。治法宜驱风散寒，追逐瘀血，未知当否，单呈各台斧正是荷。

散寒逐瘀方

羌活头二钱　西防风二钱　竹柴胡三钱　桂枝尖二钱　当归尾二钱　赤芍药二钱　桃仁泥二钱　鲜红花二钱　生姜、甜酒引

此方前四味驱风散寒，后四味追逐瘀血。如不出汗，下血无多，再加麻黄一钱，大黄二钱。

恭　论

贯槎吴大老爷，贵体纵云微和，尚属无碍。年近古

稀，脉出虎口，寿考之徵，况先后两天俱足，阳脏阳脉，君曰怔忡，余曰非也。惕惕然有所动者为怔，筑筑然有所动者为忡。有物所触者为惊，无物所触者为悸。然怔忡、惊悸名虽不同，治法无异，不必服蛮煎、正心丹、茯苓补心汤等方施治。予从脉息有余调理，怔忡、惊悸自除，日夜均安，百病俱失。再能怡养性天，则福寿长延矣。

脉息有余方

生熟地各八钱　明天冬四钱　寸麦冬四钱　全当归三钱　赤芍药二钱　杭菊花二钱　白云苓二钱　熟大黄一钱　元明粉一钱　竹心、车前引。

此方全用滋水养肝，消风解热，平金润燥，推荡郁热。以大便行一二次后，早服天王补心丹，夜服归脾汤，其患立愈。随作怡养曲。

授彭山县吴贯槎，清廉吏也，籍隶湘南，秋闱见蹶，由诸生从戎，克复数城，选举武阳，虽年逾花甲，运甓[1]尤勤。公退之暇，抱恙怔忡，延予就治。予略谙岐黄，稍知玄妙，诊得六脉健旺，两天俱足，服药百剂不如静镇一时。古诗云，静者心多妙，又万物静观皆自得，按之实养心术也。因不揣固陋，作怡养一曲为献。

少年人到暮年老，暮年更比少年好。

---

① 运甓：喻指因立志建功立业而勤勉自励。典出《晋书·陶侃传》。

常学含饴且弄孙[1]，闲看奇花闲听鸟。

君性喜清廉，我性喜参考。

同性复同心，为君脱诗稿。

养性情，除烦恼。

快乐多，劳苦少。

字何必张颠[2]，诗何必贾岛，酒何必刘伶[3]，药何必思邈。

勿求曼倩桃，勿觅安期枣[4]。

是非随处忘，得失随时了。

形神莫过劳，饮食莫过饱。

卧不待更寒，起必待天晓。

桑者闲，劳人草。

涵养深，精神保。

辅养刀圭切莫迟，调和水火还须早。

怡养性天到百年，此心莫使憧憧扰。

医　案

清臣曰：余生所治奇情怪疾，难以数记，总在灵机应

---

① 含饴且弄孙：含饴，原作"含余"，据大德本改。含饴且弄孙，意为含着饴糖逗孙子，形容老人自娱晚年，不问他事的乐趣。

② 张颠：指唐代书法家张旭，吴郡（今江苏苏州）人。相传张旭醉后往往有癫狂之态，故人称张颠。传世书迹有《肚痛帖》《古诗四帖》。

③ 刘伶：魏晋沛国（今安徽宿县）人。平生嗜酒，著《酒德颂》。

④ 安期枣：与上句之"曼倩桃"均为传说中的仙果名。

变，活法救人。认定阴阳，守定经络，分明虚实，辨清表里，细察情形，讲究脉息，再四思维，论病立方，斯无遗误。迄今年迈，奏效虽多，不复记忆，谨书数案，以开来学。

曾治雪桥牛大人脚疾，卧床月余，痛处难堪，不能步履，延予调治。扑榻见礼，诊其六脉，搭手洪大无伦，重按至骨乃见，察其面舌，青黯色白，问其痛处不在筋骨，尽在肉中空处，毫无定所，予知其为阳痿症也。究其前方，皆三气饮、独活寄生之类。余以十全大补去芎、苓，加附片、巴戟、枸杞、鹿茸、益智，大剂与之。一剂而安，再剂则行动如常。复以此方为丸，多服精神强固。今七十又六，尚能主讲锦江书院。

曾治杨庆伯老太夫人，患夹食伤寒，延予诊治，六脉沉涩，舌胎满口，面青唇白，印堂下青筋高鼓，饮食无味，险危已极，实由补剂太早所致也。余曰：论寿高困倦，应宜峻补，但此时此际，欲扶正气则邪气难除，欲驱邪气而正气将脱，医家束手于无可如何之中，设一权变之法，遵《金鉴》补泻兼施，辅正黜邪，未知是否，敬呈臬司大人斧政。大人曰：听君为之。余以枳术丸加厚朴、大黄、牙皂服之，舌胎尽退，日食双弓米[①]两次，下榻赏给

① 双弓米：指粥。

奴婢，已安泰十日矣。适骆制军送大参一支，自用罐熬，病者喜服，从三更服至天奣①，气喘汗出，大汗亡阴，不可救药，可知大黄救人无功，人参杀人无过。

同治六年，三日见两病之误。一中河场，李廷鼎患阴症伤寒，人以瘟疫治之。待余往视，嗜卧不语，舌黑脉微。诸医毕集，问余曰：系属何症？以阴症寒答之。当用何药？以附子干姜应之。又问先生验舌与周身否？余应之曰：备细看明，六脉寻筋不见，四肢逆冷，舌黑是真阳埋没，周身是阴毒外现，再服寒凉，不可救药。随拟一方，群医吐舌。以附片八钱为君，干姜、肉桂各三钱为臣，西砂、半夏各二钱为佐，故纸、胡巴各三钱为辅，麻黄、细辛各六分为使，姜、枣引。服一次舌黑全退，二次阴毒尽消。一剂服完，诸症皆愈。二剂去麻黄、细辛，加潞党一两，此阴症误认为阳症也。

一彭场余星楼之兄余焕章患瘟疫，人以阳虚酒病治之。待予往观，群医满座，桂、附、参、耆，一一用遍。予入病室，见气喷如火，口臭气粗，面红舌燥，痞满坚实俱备，未诊脉已知其为热症也，及诊得脉息七至，急下症也。主方白虎承气汤加桃仁、牙皂。立单后，聊书数语：

---

① 奣（wěng 蓊）：天色清明，此处指天亮。

此瘟疫症也，下之宜急，若再迟延则不可救。众医一言不答，病家狐疑不定。适有伊家馆师焦聘三，出视单目，直告曰：前药愈治愈危，全无一效，今清臣单目注明，不服此药，一无所救，定服此方。大下而愈。此热症误认为虚症也，不活于医而活于焦氏者矣。

开县李宗羲之侄李章甫，陈芗墀门生也。丁卯科应乡试二场后，少阴腹痛，吐泻并行，不能入场，险危之极，延予调治。予以理脾涤饮合吴萸附子细辛汤，加肉蔻、炮姜而愈。彼此视为莫逆，在蓉垣官廨①，同陈步香、韩立堂吟咏唱和，畅怀游览。云及家规，力勤守约，伊叔虽现任江南总督，持家有法，淡饭布衣，谨守八本堂遗训。聊摘二语，以见胸襟：做官以不要钱为本，行军以不扰民为本。同居三月，不忍分袂，薛涛井②载酒联诗饯别。

封翁吴啸云，钱塘名士，年逾古稀，每有疾患，延予调治。寿高衰老，不过滋养培补而已。予喜啸云有孝子贤孙，每次就榻，伊子廉生侍立其旁，并无坐位，研墨开方，扶持出入，不假跟役。暑日，封翁唤取实地纱袍套送

① 官廨：官署，官吏办公的房舍。

② 薛涛井：现位于四川成都望江楼公园中，旧名玉女津，相传为唐代女诗人薛涛制作诗笺用水之处。

先生，应命即取。冬日，唤取火狐袍套送先生，并给狼皮京靴，各种字帖，一切奇书，自刻善本，各赠一套，廉生遵命即取，亲身馈送，真孝子仁人。予特表而出之，以为世之为子者劝。

吾友宁虚亭患脱肛，天将奝，遣介来铺，敲门甚急。予惊问何事，来人曰：虚亭脱肛，请医速去。予乘舆往视，诊脉后，开补中益气汤一剂。单后戏题七律一首：

敲门何事太忙忙，报到虚亭患脱肛。
似我才称三折背，如君敢号九回肠。
臀无表里难容物，腹有诗书亦漏糖。
身价从今增十倍，谁人不道是同羊。

彼此鼓掌大笑，不药而愈，可知喜则气上，怒则气下，明矣。

陈芗墀，楚北东湖举人也，出治双流，凡有疾患，延予调治。公退之暇，喜谈文字，长于八股，精于诗律，并出封翁省斋[①]老大人《看云山房诗集》及持家裕后楹联，朗诵之下，令人敬佩敬服。芗翁之出身加民[②]，克遵遗训，节用爱人，礼贤下士，亲骨肉，体民隐，皆自读父书时已定也，所以累债不知，细事健忘，公正廉明，淡泊自守。

① 斋：益新本作“齐”。
② 出身加民：谓做官施惠于民。

今之兰桂齐名，子侄显宦，实出[①]栽培寒士，考取真材之所致也。所取县案数人，一一中试，双邑士民，建有长生禄位祠，以志不忘。予因相处最久，颇知巅末，聊书大概，以为售案首、背遗训者戒。

制军骆宫保，精不化气，六脉散漫，气喘欲绝，实由忠君报国，殚心戎务，劳心太过之所由致也。治法应宜峻补正气，收摄肾阳，但平日不服补剂温热之品，止服归、芍、二冬、杭菊之类，实于此症不宜。诊脉七次，未服予药，星归上界。

陈稚香在双流署中，患小便闭塞，已经两日，医过三人，愈治愈危，点不能滴，其胀异常。延予诊视，脉沉面青，四肢逆冷，即用开提化逆之法，桔梗、白蔻、砂仁、法夏、肉桂、生姜。芗翁曰：还用得姜、桂、白蔻大热之药否？随手解云：小便止有二证，一曰蓄热，一曰癃闭。蓄热，宜四苓散、六一散；癃闭，宜开提化逆。膀胱有下口而无上口，气化则行，用桔梗开提上气，生姜散逆，白蔻、砂、半使中枢得运，下焦自通，肉桂化气，一转运而小便自出矣。遂出前方视之，皆六一、四苓、八正散之类。芗翁曰：据公所论，前法误也。煎服一次，正饮酒

① 出：博文本、益新本作“由”。

时，家人报曰，少爷小便行矣，四座皆惊，均云先生之方神妙莫测，灵应至此，各抄存之，不知勦[1]写成文，恰合题位。

任脉经穴分寸歌

任脉会阴两阴间，曲骨毛际陷中安。
中极脐下四寸取，关元脐下三寸连。
石门脐下二寸是，气海乃在寸半间。
脐下一寸阴交穴，脐之中央神阙传。
脐上上行各一寸，水分下脘建里参。
中脘上脘与巨阙，七穴行至鸠尾边。
中庭膻下寸六许，膻中位在两乳间。
玉堂紫华璇玑穴，上行俱作寸六看。
天突喉下约三寸，廉泉颔下骨之尖。
承浆颐前唇棱下，任脉中行腹穴全。

会阴　在大便前，小便之后，两阴之间。

曲骨　在横骨上、中极下一寸，毛际陷中动脉处。

中极　脐下四寸。

关元　脐下三寸。

石门　脐下二寸。

---

① 勦（chāo 超）：抄取。

气海　脐下寸半。
阴交　脐下一寸。
神阙　当脐中央。
水分　脐上一寸。
下脘　脐上二寸。
建里　脐上三寸。
中脘　脐上四寸。
上脘　脐上五寸。
巨阙　脐上六寸。
鸠尾　禁灸，脐上七寸。
中庭　膻下寸六分。
膻中　两乳中间。
玉堂　膻中上一寸六分。
紫宫　玉堂上寸六分。
华盖　紫宫上寸六分。
璇玑　华盖上寸六分。
天突　喉下三寸。
廉泉　颔下结喉上中央。
承浆　颐前下唇棱下陷中。

任脉图

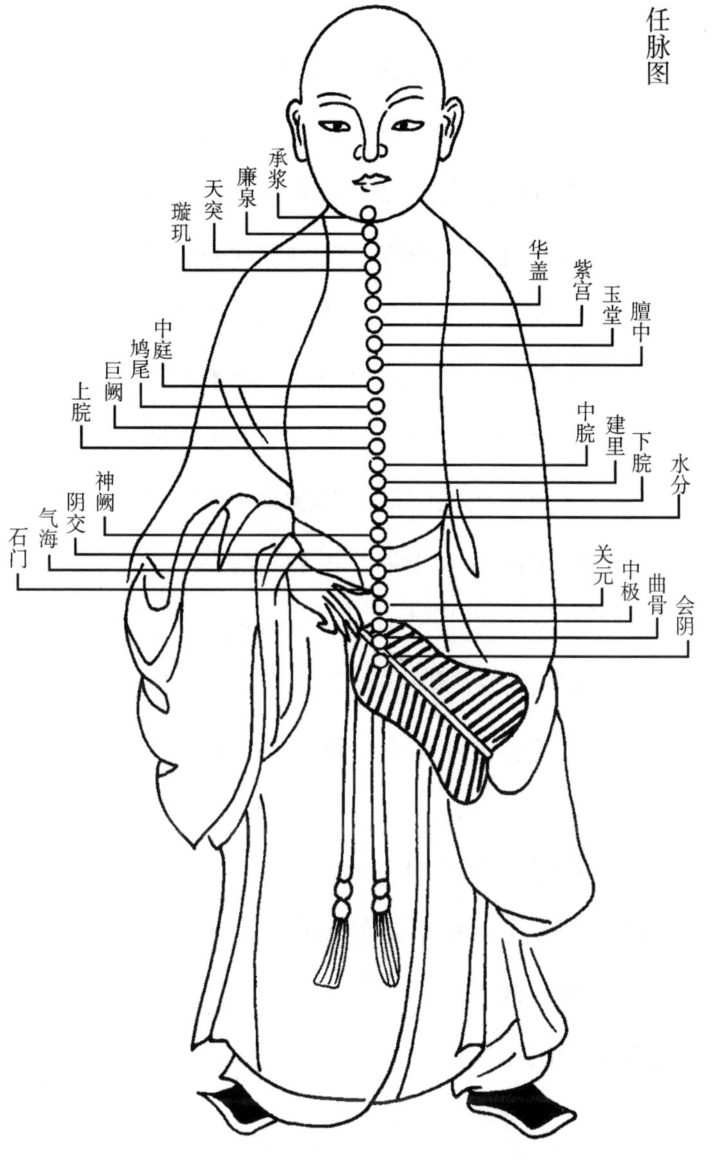
承浆
廉泉
天突
璇玑
华盖
紫宫
玉堂
膻中
中庭
鸠尾
巨阙
上脘
中脘
建里
下脘
水分
神阙
阴交
气海
石门
关元
中极
曲骨
会阴

督脉分寸经穴歌

尾闾骨端是长强，二十一椎腰俞藏。
十六阳关十四命，三一悬枢脊中详。
十椎中枢九筋缩，七椎之下乃至阳。
六灵五神三身柱，一椎之下陶道当。
一椎之上大椎穴，入发五分哑门行。
风府一寸宛中取，脑户二五枕之方。
再上四寸强间位，五寸五分后顶彰。
百会正在顶中取，耳尖前后发中央。
前顶囟后一寸半，星后一寸囟会量。
发际一寸上星地，五分神庭切勿忘。
鼻端准头[1]素髎值，水沟鼻下人中藏。
兑端唇上端中取，龈交唇内齿缝乡。

长强　在脊骶骨之端。

腰俞　在二十一椎节下间宛中。

阳关　十六椎下。

命[2]门　十四椎下。

悬枢　十三椎下。

---

① 头：原作“雨”，据大德本改。

② 命：原作“会”，诸本同，据上文“督脉分寸经穴歌”改。

脊中　十一椎下。

中枢　十椎下。

筋缩　九椎下。

至阳　七椎下。

灵台　六椎下。

神道　五椎下。

身柱　三椎下。

陶道　二椎下。

大椎　一椎上陷中，一云平肩。

哑门　禁灸，项后入发际五分。

风府　禁灸，入发际一寸。

脑户　禁灸，枕骨上，强间后一寸半，一曰在发际上二寸。

强间　后顶后一寸半。

后顶　百会后一寸半。

百会　前顶后一寸半，顶中央可容豆，对两耳尖上是穴。

前顶　囟会后寸半陷中。

囟会　上星后一寸。

上星　鼻直上入发际一寸。

神庭　直鼻上入发际五分。

素髎　鼻端准头。

水沟　人中陷中。

兑端　上唇之中。

龈交　唇内上齿缝中。

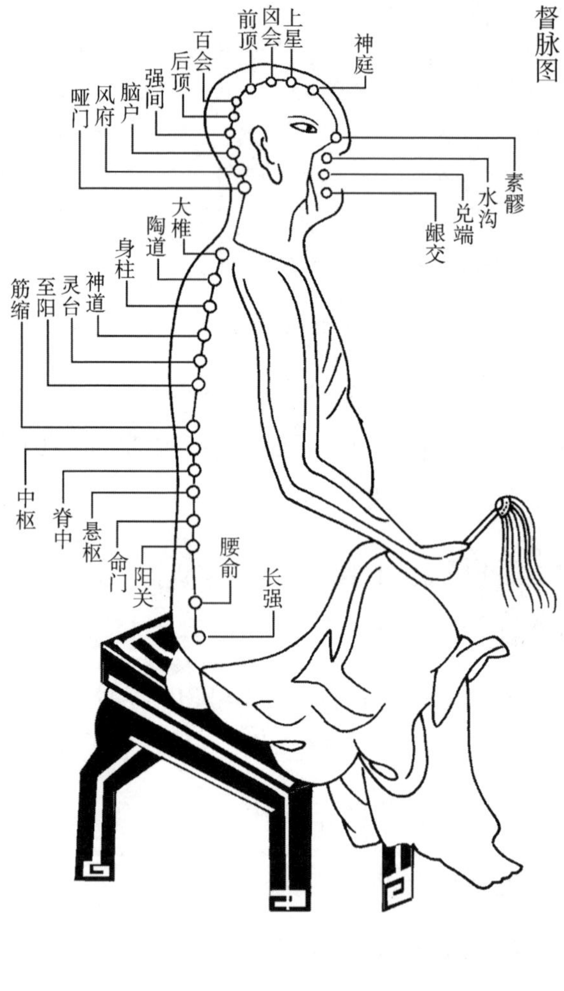

足太阳膀胱经经穴分寸歌

足太阳兮膀胱经，内眦一分起睛明。
眉头陷中攒竹地，眉冲居中夹曲神。
曲差神庭旁寸五，五处循后行五分。
承通络却玉枕穴，循后俱是寸半神。
天柱项后发际内，大筋外廉中陷存。
由此脊中开二寸，第一大杼二风门。
三椎肺俞厥阴四，心五督六膈七论。
肝九胆十脾十一，胃在十二椎下寻。
十三三焦十四肾，气海俞在十五椎。
大肠关元十六七，小肠还居十八椎。
膀胱俞穴寻十九，中膂内俞二十推。
白环俞穴二十一，四髎之穴腰髁[1]窥。
会阳阴尾尻骨旁，背开二寸二行了。
别上脊中三寸半，第二椎下为附分。
三魄四膏五神堂，第六譩譆膈关七。
第九魂门十阳纲，十一意舍二胃仓。
十三肓门四志室，十九椎旁是胞肓。
二十椎旁秩边穴，背部三行下行循。
承扶臂[2]下股上约，下行六寸是殷门。

① 髁：诸本同，疑作“髁”。
② 臂：请本同，疑作“臀”。

从股外斜上一寸，曲膝得之浮郄真。
委阳承扶下六寸，从郄内斜是殷门。
委中膝腘约纹里，此下二寸寻合阳。
承筋脚跟上七寸，穴在腨肠之中央。
承山腨肚分肉间，外踝七寸上飞扬。
附阳外踝上三寸，昆仑外跟陷中央。
仆参亦在踝下陷，申脉踝下五分张。
金门外踝下一寸，京骨外侧大骨当。
束骨本节后陷中，通谷节前陷中量。
至阴小指外侧端，去甲如韭须细详。

睛明　目内眦外一分。

攒竹　眉头陷中。

眉冲　直眉头上神庭、曲差之间是。

曲差　神庭旁寸五分。

五处　曲差后五分，夹上星旁一寸五分。

承光　五处后一寸半。

通天　承光后一寸半。

络却　通天后一寸半。

玉枕　通天[1]后一寸半。

天柱　禁灸，夹项后大筋外廉发陷者中。

---

① 通天：诸本同，疑作“络却”。《针灸大成·卷六·足太阳膀胱经考正穴法》云：“玉枕，络却后一寸五分。”

大杼　项后第一椎下，两旁相去脊中各二寸。

风门　二椎下两旁各去脊中二寸。

肺俞　三椎下旁去脊中二寸。

厥阴俞　四椎下旁去脊中二寸。

心俞　五椎下旁去脊中二寸。

督俞　六椎下旁去脊中二寸。

鬲[1]俞　七椎下旁去脊中二寸。

肝俞　九椎下旁去脊中二寸。

胆俞　十椎下旁去脊中二寸。

脾俞　十一椎下旁去脊中二寸。

胃俞　十二椎下旁去脊中二寸。

三焦俞　十三椎下旁去脊中二寸。

肾俞　十四椎下旁去脊中二寸。

气海俞　十五椎下旁去脊中二寸。

大肠俞　十六椎下旁去脊中二寸。

关元俞　十七椎下旁去脊中二寸。

小肠俞　十八椎下旁去脊中二寸。

膀胱俞　十九椎下旁去脊中二寸。

中膂俞　二十椎下旁去脊中二寸。

白环俞　二十一椎下去脊中二寸。

上髎　腰髁骨下一寸，夹脊两旁第一空陷中。

① 鬲：通“膈”。《素问·五脏生成》：“心烦头痛，病在鬲中。”

次髎　夹脊旁第二空陷中。

中髎　第三空脊夹陷中。

下髎　夹脊旁第四空陷中。按《刺腰痛论》注曰，上髎当髁骨下陷中，余三髎少斜下按之陷中是也。腰髎[①]骨，即十六椎下腰脊两旁起骨之夹脊者。

会阳　阴尾尻骨两旁。

附分　二椎下旁附项内廉，去脊中三寸半。

魄户　三椎下旁去脊中三寸半。

膏肓　四椎下五椎上去脊中三寸半。

神堂　五椎下旁去脊中三寸半。

譩譆　肩髆内廉六椎下去脊中三寸半。

膈关　七椎下去脊中三寸半。

魂门　九椎下去脊中三寸半。

阳纲　十椎下去脊中三寸半。

意舍　十一椎下去脊中三寸半。

胃仓　十二椎下去脊中三寸半。

肓门　十三椎下去脊中三寸半。

志室　十四椎下去脊中三寸半。

胞肓　十九椎下去脊中二寸半。

秩边　二十椎下去脊中三寸半。

承扶　禁灸，尻臀下阴股上约文中。

---

① 髎：诸本同，疑作“髁”。

殷门　禁灸，承扶下六寸腘上两筋之间。

浮郄　委阳上一寸屈膝得之。

委阳　承扶下六寸屈伸取之。

委中　禁灸，腘中央约文中。

合阳　约文下三寸。

承筋　腨肠中央。

承山　锐腨肠下分肉间陷中。

飞扬　外踝上七寸后陷中。

跗阳　外踝上三寸，太阳前，少阳后，筋骨之间。

昆仑　外踝后五分，跟骨上陷中。

仆参　跟骨下陷中。

申脉　禁灸，外踝下五分陷中，容爪甲许白肉际。

金门　外踝下少后，丘墟后，申脉前，一曰外踝下一寸。

京骨　足小指外侧本节后大骨下，赤白肉际陷。

束骨　足小指外侧本节后陷中。

通谷　足小指外侧本节前陷中。

至阴　足小指外侧，去爪甲角如韭叶。

足太阳膀胱经

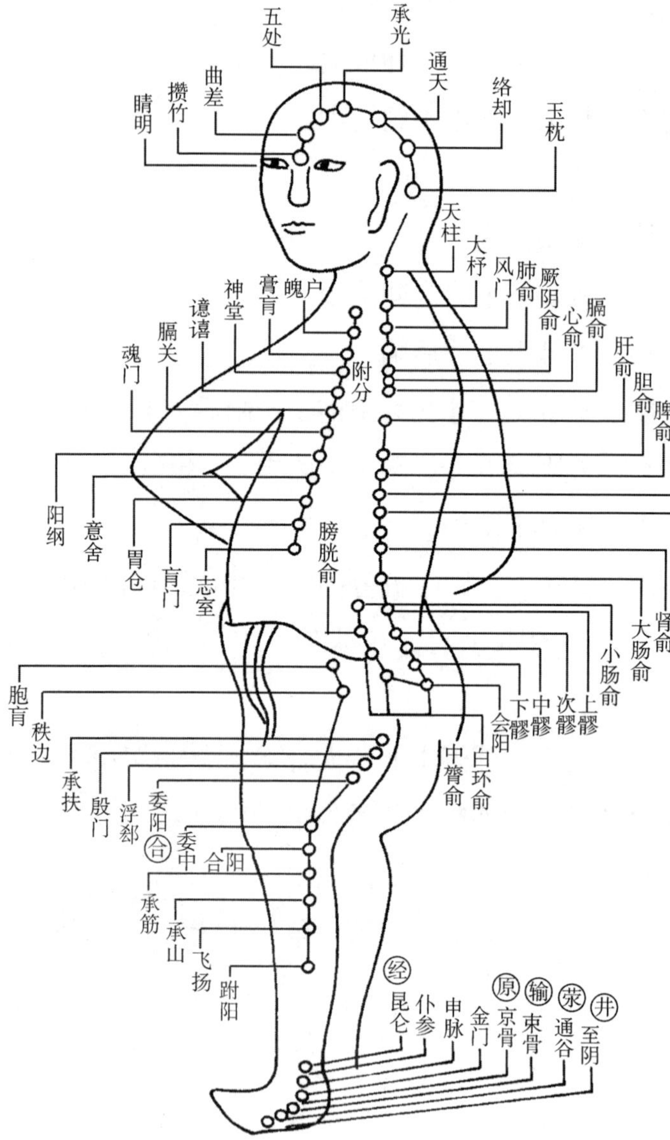
五处
承光
通天
络却
玉枕
曲差
攒竹
睛明
天柱
大杼
风门
肺俞
厥阴俞
心俞
膈俞
肝俞
胆俞
脾俞
胃俞
三焦俞
肾俞
大肠俞
小肠俞
上髎
次髎
中髎
下髎
会阳
白环俞
中膂俞
膀胱俞
魄户
膏肓
神堂
譩譆
膈关
魂门
附分
阳纲
意舍
胃仓
肓门
志室
胞肓
秩边
承扶
殷门
浮郄
委阳
合
委中
合阳
承筋
承山
飞扬
跗阳
经
昆仑
仆参
申脉
金门
原
京骨
输
束骨
荥
通谷
井
至阴

足太阴脾经经穴分寸歌

大指内侧端隐白，节后陷中求大都。
太白内侧核骨下，节后一寸公孙呼。
商丘内踝微前陷，踝上三寸三阴交。
再上三寸漏谷是，膝下五寸地机绕。
膝下内侧阴陵泉，血海膝髌上内廉。
箕门穴在鱼腹上，动脉应手越筋间。
冲门横骨两端动，府舍之下一寸看。
府舍腹结下三寸，腹结大横下寸三。
大横穴出腹哀下，三寸五分平脐看。
上行寸半日月穴，食窦溪下寸六传。
天溪上行一寸六，胸乡周荣亦同然。
外斜渊下三寸许，大包五肋季胁端。

隐白　禁灸，足大指内侧端，去爪甲角如韭叶。

大都　足大指本节后内侧，骨缝白肉际陷中。

太白　足大指后内侧，核骨下赤白肉际陷中。

公孙　足大指内侧本节后一寸，内踝前陷中。

商丘　内踝下微前陷中，前有中封，后有照海，此穴居中间。

三阴交　内踝上三寸，骨下陷中。

漏谷　内踝上六寸，胻骨下陷中。

地机　膝下五寸，内侧骨下陷中。

阴陵泉　禁灸，膝下内辅下陷中，与阳陵泉内外相对。

血海　膝髌上二寸半内廉，白肉际陷中。

箕门　在鱼腹上越两筋间，阴股[①]内廉，动脉应手。

冲门　上去大横五寸，在府舍下一寸，横骨两端约文中动脉，去腹中行四寸半。

府舍　腹结下三寸，去腹中行四寸半。

腹结　大横下一寸三分，去腹中行四寸半。

大横　腹哀下三寸半平脐，去腹中行四寸五分。

腹哀　禁灸，日月下一寸半，去腹中行四寸五分。

食窦　天溪下一寸六分去陷中，举臂取之。

天溪　胸乡下寸六分。

胸乡　周荣一寸六分。

周荣　中府下寸六分。

大包　渊腋下三寸，出九肋之间。

---

① 股：原作“腹”，据大德本改。

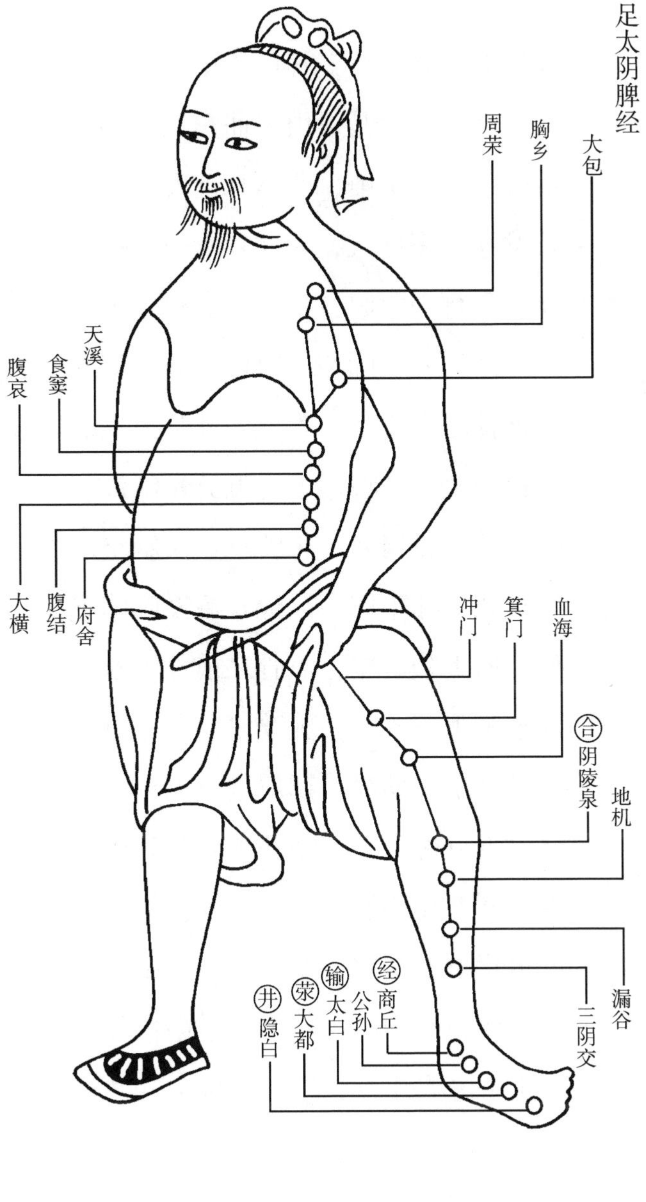
足太阴脾经
周荣
胸乡
大包
天溪
食窦
腹哀
大横
腹结
府舍
冲门
箕门
血海
合
阴陵泉
地机
漏谷
三阴交
经
商丘
输
公孙
太白
荥
大都
井
隐白

足少阳胆经经穴[1]分寸歌

外眦五分瞳子髎，耳前陷中听会绕。
上关上行一寸是，内斜曲角颔厌昭。
后行颅中厘下廉，曲鬓耳前发际看。
入发寸半率谷穴，天冲耳后斜二探。
浮白下行一寸间，窍阴穴在枕骨下。
完骨耳后入发际，量得四分需用记。
本神神庭旁三寸，入发四寸耳上系。
阳白眉上一寸许，上行五分是临泣。
临后寸半目窗穴，正营承灵及脑空。
后行相去寸半同，风池耳后发际陷。
肩井肩上陷解中，大骨之前寸半取。
渊腋腋下三寸缝，辄筋复前一寸行。
日月乳下二肋缝，期门之下五分存。
脐上五分旁九五，季肋夹脊是京门。
季下寸八循带脉，带下三寸五枢真。
维道章下五三定，章下八三居髎名。
环跳髀枢宛中陷，风市垂手中指寻。
膝上五寸是中渎，阳关阳陵上三寸。
阳陵膝下一寸任，阳交外踝上七寸。

① 穴：原脱，据上下文补。

外丘外踝七寸分，此系斜属三阳络。

踝上五寸定光明，踝上四寸阳转地。

踝上三寸是悬钟，丘墟踝下陷中立。

丘下三寸临泣存，临下五分地五会。

会下一寸夹溪呈，欲觅窍阴归何处。

小指次指外侧寻。

瞳子髎　目外眦五分。

听会　耳微前陷中，上关下一寸。

上关　耳前骨上，开口有空。

颔厌　曲角下，颞颥上廉。

悬颅　曲角下中[①]，颞颥中廉[②]。

悬厘　曲角下，颞颥下廉。

曲鬓　耳上发际，曲隅陷中。

率谷　耳上入发际寸半陷中。

天冲　耳后入发际二寸，耳上如前三分。

浮白　耳后入发际一寸。

窍阴　完骨上，枕骨下，动摇有空。

完骨　耳后入发际四分。

本神　曲差旁一寸五分，直耳上入发际四分。

---

① 中：诸本同，疑衍。

② 中廉：原作“一廉”，据益新本改。

阳白　眉上一寸，直瞳人。

临泣　目上，直入发际五分。

目窗　临泣后一寸半。

正营　目窗后一寸半。

承灵　正营后寸五分。

脑空　承灵后寸半。

风池　耳后颞颥后，脑空下，发际陷中。

肩井　肩上陷解中，缺盆上，大骨前一寸半，以三指按取，当指下陷中①。

渊腋　腋下三寸宛宛中，举臂取。

辄筋　腋下三寸复前一寸三肋端，横直蔽骨旁七寸半，平直两乳。

日月　期门下五分。

京门　脐上五分，旁九寸半，季肋本夹脊，侧卧，屈上足，伸下足取之。

带脉　季肋下一寸八分陷中，脐上二分旁开八寸半，肥人九寸，瘦人八寸。

五枢　带脉下三寸，水道旁五寸五分。

维道　章门下五寸三分，中极旁八寸五分。

居髎　章门下八寸三分。

---

①　当指下陷中：诸本同，《针灸大成·卷六·足少阳胆经考正穴法》作"当中指下陷中"。

环跳　髀枢中，侧卧，伸下足，屈上足，以右手摸穴，左摇撼而取之。

风市　膝上外廉两筋中，伸手着腿，中指尽处是穴。

中渎　髀外膝上五寸。

阳关　阳陵泉上三寸，犊鼻外陷中。

阳陵泉　膝下一寸，胻外廉陷中，尖骨前，筋骨间，蹲座取之。

阳交　足外踝上七寸。

外丘　外踝上七寸，与阳交相并。

光明　外踝上五寸。

阳辅　外踝上四寸，辅骨前，绝骨端，去丘墟七寸，筋骨分间。

悬钟　外踝上三寸，一名绝骨。

丘墟　外踝下，从前陷中骨缝中，去临泣三寸，又自夹溪量上至此系五寸半。

临泣　足小指次指本节后陷中，去侠溪寸半。

地五会　禁灸，足小指次指本节后，去侠溪一寸。

侠溪　足小指次指本节，前歧骨间陷中。

窍阴　足小指次指外侧，去爪甲角如韭叶。

足少阳胆经

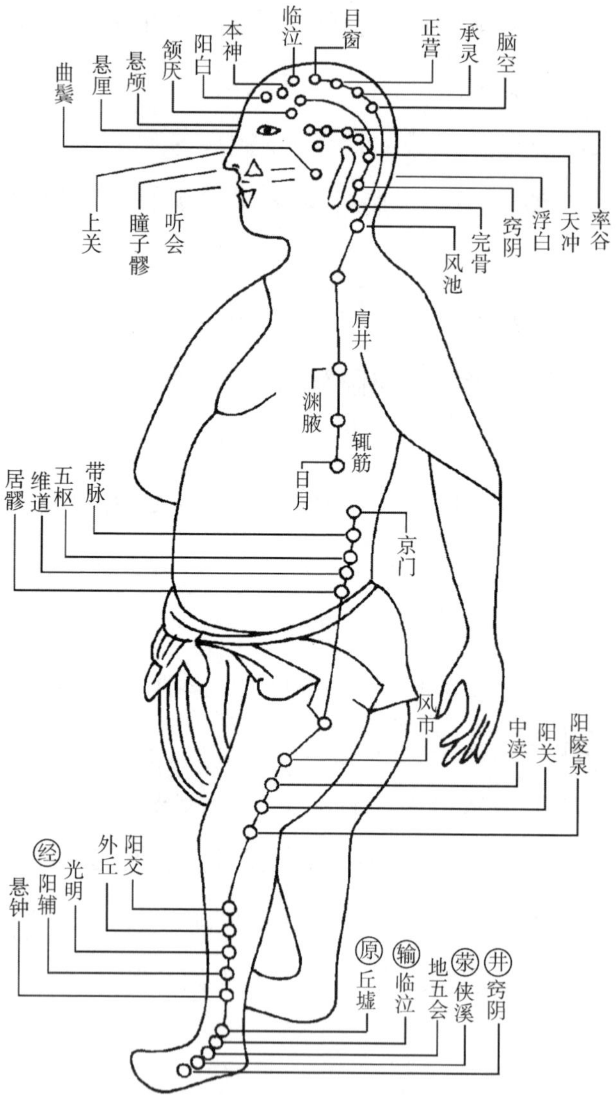
临泣
目窗
正营
承灵
脑空
本神
阳白
颔厌
悬颅
悬厘
曲鬓
上关
瞳子髎
听会
率谷
天冲
浮白
窍阴
完骨
风池
肩井
渊腋
辄筋
日月
京门
带脉
五枢
维道
居髎
风市
中渎
阳关
阳陵泉
阳交
外丘
光明
经 阳辅
悬钟
原 丘墟
输 临泣
地五会
荥 侠溪
井 窍阴

手阳明大肠经经穴分寸歌

商阳食指内侧边，二间寻来本节前。
三间节后陷中取，合谷虎口歧骨间。
阳溪腕中上侧是，偏历腕后三寸安。
温溜腕后去五寸，池下四寸下廉看。
池下三寸上廉中，池下二寸三里逢。
曲池曲肘纹头尽，肘髎上臑外廉近。
大筋中央寻五里，肘上三寸行向里。
臂臑肘上七寸量，肩髃肩端举臂取。
巨骨肩尖端上行，天鼎喉旁四寸拟。
扶突天突旁三寸，禾髎水沟旁五分。
迎香禾髎上一寸，大肠经穴自分明。

商阳　在手食指内侧，去甲角如韭叶。

二间　食指本节前内侧陷中。

三间　食指本节后[①]内侧陷中。

合谷　在手大指次指歧骨间陷中。

阳溪　在手腕中上侧两筋陷中。

偏历　手腕后三寸。

温溜　手腕后，大人六寸，小人五寸。

---

① 后：原作“自”，据大德本改。

下廉　曲池下四寸，辅骨下去上廉一寸。

上廉　三里下一寸，曲池下三寸。

三里　曲池下二寸。

曲池　在肘外辅骨屈肘横纹尽处是穴。

肘髎　肘外大骨外廉陷中，与天井相并相去一寸四分。

五里　在肘上三寸，行向里大脉中央。

臂臑　在肘上七寸，臑内端，肩髃下一寸，两筋两骨罅[1]陷中是。

肩髃　在膊骨头肩上两骨罅陷中，举臂有空。

巨骨　肩尖上行两叉骨间陷中。

天鼎　在颈缺盆上直行扶突下一寸。

扶突　在颈当曲颊下一寸，气舍上寸半，人迎后寸半。

禾髎　禁灸，鼻孔下夹水沟旁五分。

迎香　禁灸，禾髎上一寸，鼻孔旁五分。

---

① 罅（xià 夏）：缝隙，裂缝。

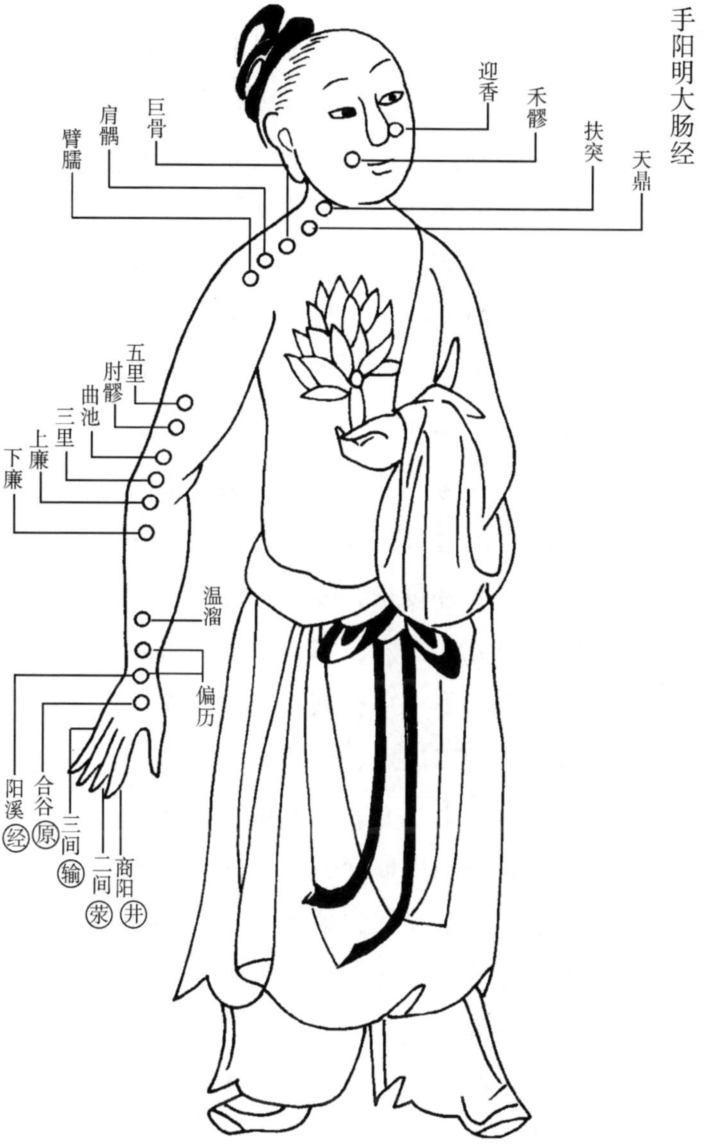
手阳明大肠经
迎香
禾髎
扶突
天鼎
巨骨
肩髃
臂臑
五里
肘髎
曲池
三里
上廉
下廉
温溜
偏历
阳溪经
合谷原
三间输
二间荥
商阳井

足阳明胃经经穴分寸歌

胃之经兮足阳明，承泣目下七分寻。
再下三分为四白，巨髎鼻孔旁八分。
地仓夹吻四分近，颔下三寸是大迎。
颊车耳下八分陷，下关耳前动脉行。
头维神庭旁四五，人迎喉旁寸半真。
水突筋前人迎下，气舍喉下一寸乘。
缺盆舍下横骨陷，气户下行一寸明。
厘房下行一寸六，屋翳膺窗乳中根。
不容巨阙旁二寸，一寸承满与梁门。
关门太乙滑骨穴，天枢脐旁二寸寻。
枢下一寸外陵是，陵下一寸大巨存。
巨下三寸水道穴，水下二寸归来名。
气冲归来下一寸，共去中行二寸匀。
髀关膝上二尺定，伏兔膝上六寸是。
阴市伏兔下三寸，梁丘市下一寸记。
犊鼻膝髌陷中取，膝眼三寸下三里。
里下三寸上廉穴，廉下二寸条口举。
再下二寸下廉穴，复上外踝上八寸。
却是丰隆穴当记，解溪则从丰隆下。
内循足腕上陷中，冲阳解下高骨动。
陷谷冲下二寸名，内庭次指外歧骨。
厉兑大次指端中。

四白　目下一寸，上直瞳人，腮下也。

承泣　禁灸，目下七分，上直瞳人。

巨髎　夹鼻孔旁八分，上直瞳子。

地仓　夹口吻旁四分。

大迎　曲颔前一寸三分。

颊车　耳下八分，曲颊端近前陷中。

下关　客主人[①]下，耳前动脉，合口有空，开口则闭。

头维　禁灸，额角入发际，本神旁寸半，神庭旁四寸五分。

人迎　禁灸，颈下结喉旁寸半。

水突　在颈大筋前，直人迎下，夹气舍止。

气舍　在颈大筋前，直人迎下，夹天突边陷中，贴骨尖上有缺处。

缺盆　肩上横骨陷中。

气户　在巨骨下，夹腧府旁各二寸，去中行四寸陷中。

库房　气户下一寸六分，去中行四寸。

屋翳　库房下一寸六分，去中行四寸。

膺窗　屋翳下一寸六分，去中行四寸。

乳中　禁灸，当乳之中。

乳根　乳中下一寸六分。

不容　在第四肋端，幽门旁寸半，去中行二寸，对巨阙。

承满　不容下一寸，去中行二寸，直对上脘。

---

① 客主人：上关穴。

梁门　承满下一寸，去中行二寸，对中脘。

关门　梁门下一寸，去中行二寸，对建里。

太乙　关门下一寸，去中行二寸，对下脘。

滑肉　太乙下一寸，去中行二寸，对水分。

天枢　夹脐旁二寸，去肓俞寸半。

外陵　天枢下一寸，去中行二寸，对阴交。

大巨　外陵下一寸，去中行二寸，对石门。

水道　大巨下三寸，去中行二寸。

归来　水道下二寸，去中行二寸。

气冲　归来下一寸，鼠奚上一寸，去中行二寸，毛际两旁。

髀关　膝上一尺二寸，伏兔后交文中。

伏兔　禁灸，膝上六寸。

阴市　膝上三寸，伏兔下陷中。

梁丘　膝上二寸，两筋中。

犊鼻　膝髌下，胻骨上，骨解大筋陷中。

三里　膝眼下三寸，胻骨外廉，大筋内宛中。

上廉　三里下三寸，两筋骨陷中。

条口　禁灸，三里下五寸。

下廉　上廉下三寸。

丰隆　外踝上八寸，下廉胻骨外廉陷中。

解溪　冲阳后寸半，足腕上系鞋带处。

冲阳　足跗上五寸，高骨间动脉，去陷骨二寸。

陷谷　足大指次指外间，本节后陷中，去内庭二寸。

内庭　足大指次指外间歧骨陷中。

厉兑　足大指次指端，去爪如韭叶许。

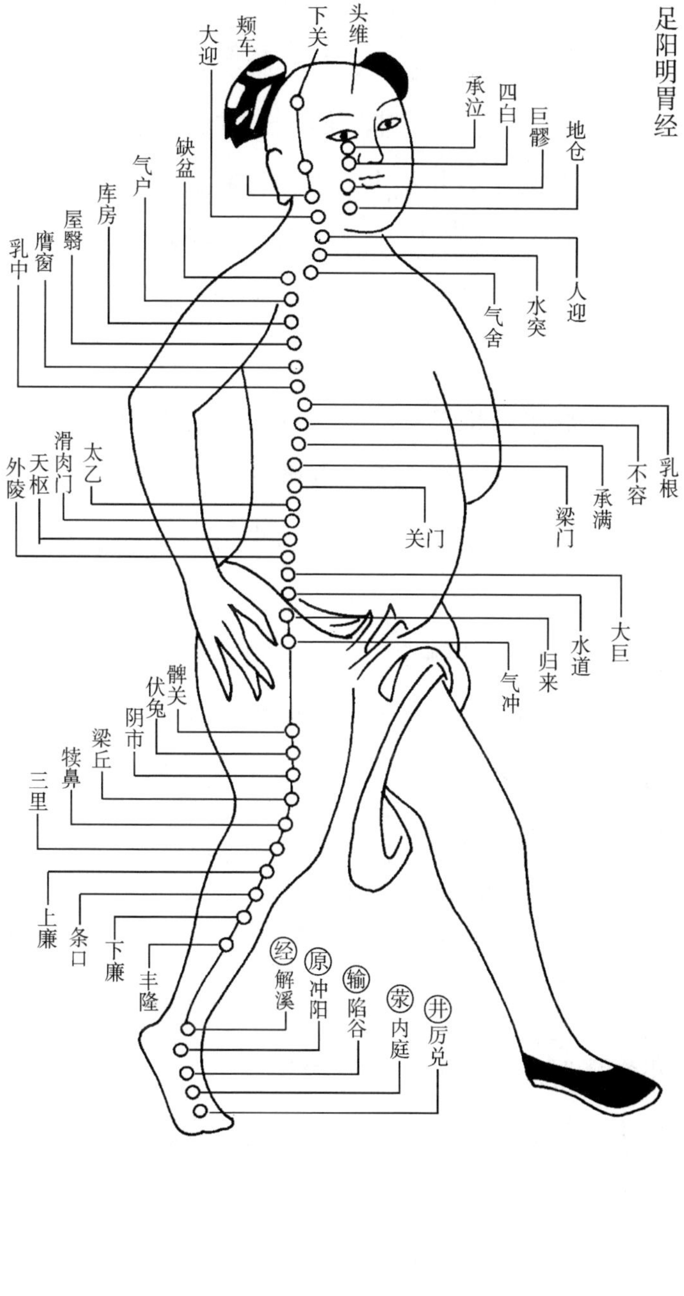

手太阳小肠经经穴分寸歌

小指端外为少泽，前谷本节前外侧。
节后横文取后溪，腕骨腕前骨陷侧。
阳谷锐骨下陷中，腕上一寸名养老。
支正外侧上五寸，小海肘端五分好。
肩贞肩髃后陷中，臑俞肩髎后陷考。
天宗秉风大骨陷，秉风肩上小髃空。
曲垣肩中曲胛陷，外俞上胛一寸逢。
肩中俞椎二寸旁，天窗曲颊动陷详。
天容耳下曲颊后，颧髎面頄锐骨当。
听宫耳中珠子上，凡为小肠手太阳。

少泽　手小指外侧端，去爪甲角一分。

前谷　手小指外侧，本节前陷中。

后溪　小指外侧，本节后陷中。

腕骨　手外侧腕前起骨下陷中。

阳谷　手外侧腕中锐骨下陷中。

养老　腕后一寸陷中。

支正　腕后外廉五寸。

小海　肘外大骨外，去肘端五分。

肩贞　禁灸，肩曲胛下两骨解间，肩髃后陷中。

臑俞　夹肩髎后大骨下，胛上廉陷中。

天宗　秉风后大骨下陷中。

秉风　天髎外肩上小髃后，举臂有空。

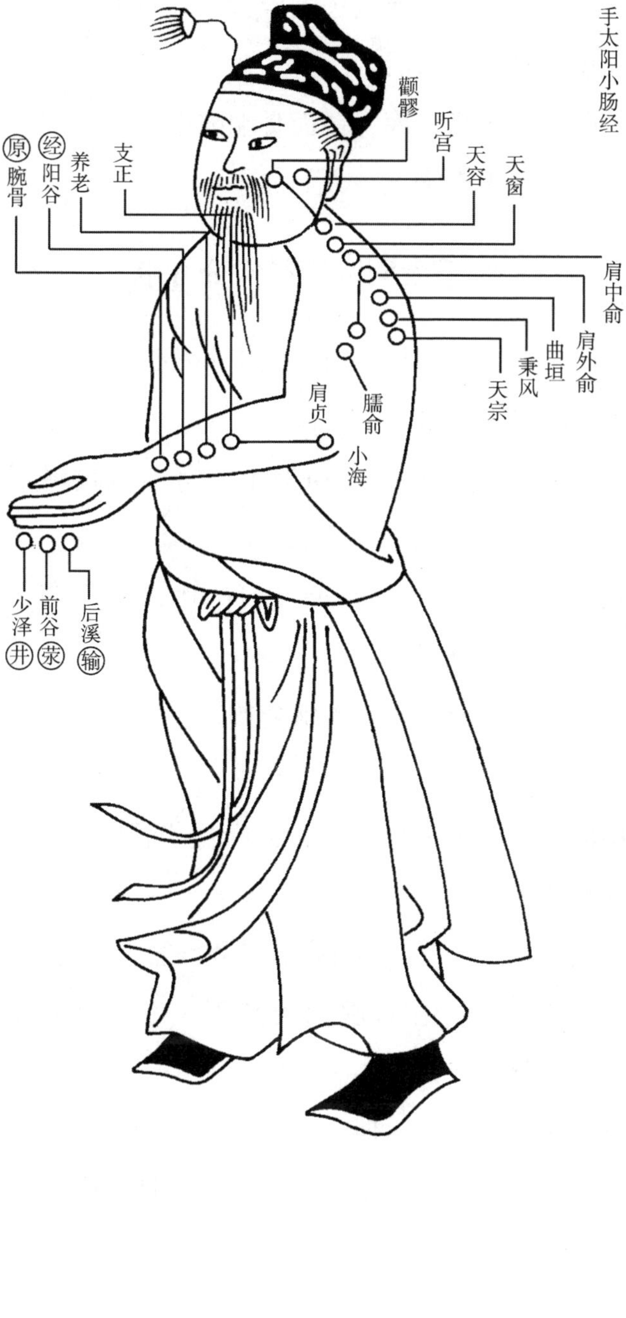

曲垣　肩中央曲胛陷中，按之应手痛，平大杼肩胛上廉，去脊肩外俞中肩三寸陷中。

肩中俞　肩胛内廉，去大椎旁二寸陷中。

天窗　耳下曲颊后。

颧髎　在鸠骨下廉，锐面骨端陷中。

听宫　耳中珠子上，大如赤小豆。

手太阴肺经经穴分寸歌

太阴中府三肋间，上行云门寸六许。云在璇玑旁六寸，大肠巨骨下二骨。

天府腋三动脉求，夹白肘上五寸主。尺泽肘中约纹是，孔最腕侧七寸拟。

列缺腕上一寸半，经渠寸口陷中取。太渊掌后横纹头，鱼际节后散脉里。

少商大指内侧端，鼻衄喉痹刺可已。

中府　云门下一寸六分，去中行华盖穴六寸，乳上三肋之间陷中。

云门　在巨骨下，夹气户旁二寸，去中行璇玑穴六寸。

天府　禁灸，在臂臑内廉腋下三寸，以墨涂鼻尖取之，墨点到处是穴。

侠白　天府下，去肘上五寸。

尺泽　在肘中约纹中，屈肘横纹筋骨罅中。

孔最　腕侧七寸陷中。

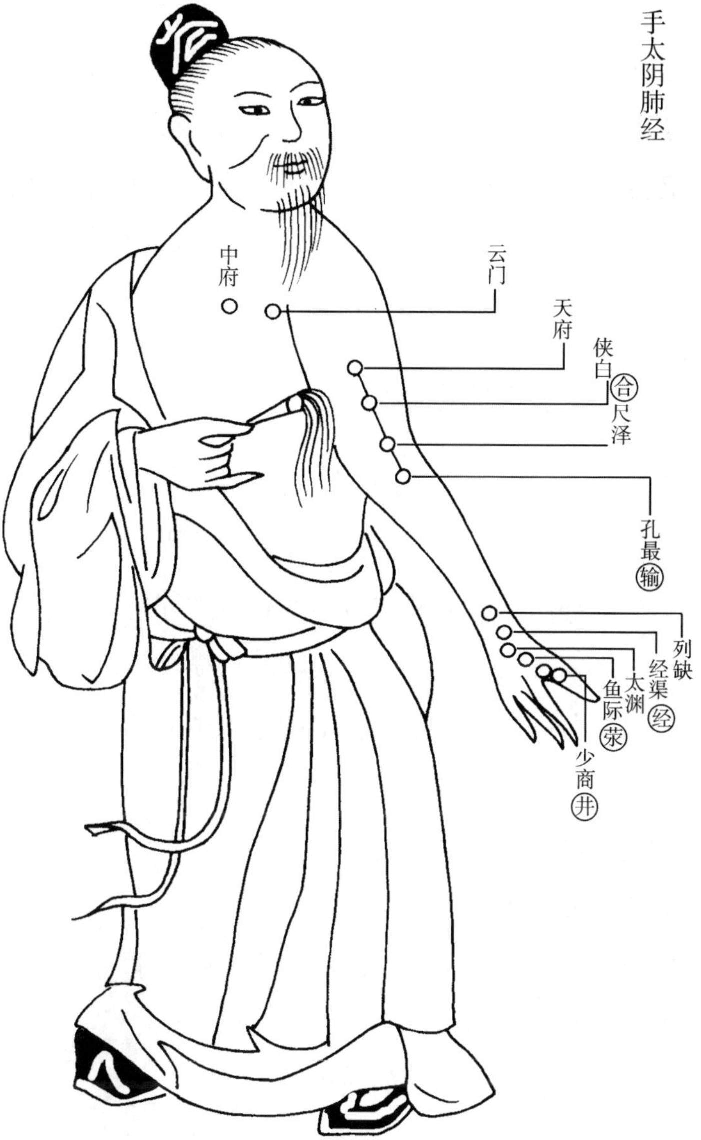
手太阴肺经
中府
云门
天府
侠白
合
尺泽
孔最
输
列缺
经渠
经
太渊
鱼际
荥
少商
井

列缺　腕后侧上一寸五分，以手交叉当食指末筋骨罅中是。

经渠　寸口陷中。

太渊　手掌后陷中。

鱼际　手大指本节后，内居方足前侧陷，又云散脉肉际。

少商　禁灸，手大指内侧端，去甲角如韭叶。

端　《类经·经脉篇》注云，指尖也。

手厥阴心包络经经[1]穴分寸歌

心包穴起天池间，乳后傍一腋下三。
天泉曲腋下二寸，曲泽屈肘陷中参。
郄门腕后五寸许，间使腕后三寸看。
内关去腕后二寸，大陵掌后横纹间。
劳宫屈拳名中取，中指之末中冲端。

天池　腋下三寸，乳后一寸。

天泉　曲腋下二寸，举肩取之。

曲泽　肘内廉中，大筋内侧，横文中屈肘得之。

郄门　掌后去腕五寸。

间使　掌后三寸，两筋间陷中。

内关　掌后去腕二寸两筋间，与外关相对。

---

① 经：原脱，据上下文补。

大陵　掌后骨下横文中，两筋间陷中。

劳宫　掌中央屈无名指中指，两指之间取之。

中冲　中指端，去爪甲如韭叶。

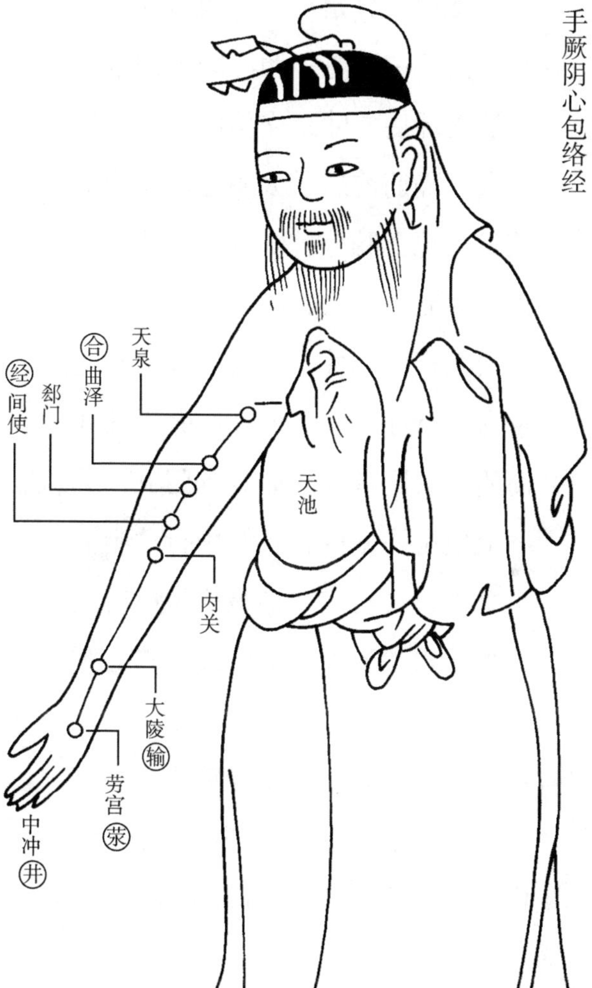

足少阴肾经经穴分寸歌

足心陷中是涌泉，然谷内踝一寸前。
太溪踝后五分是，大钟跟后踵中边。
水泉溪下一寸觅，照海踝下四分传。
复溜内踝后二寸，交信沿上二寸联。
二穴只隔筋前后，太阴之后少阴前。
筑宾内踝上腨分，阴谷膝下曲膝间。
横骨大赫并气穴，四满中注亦相连。
五穴上行皆一寸，中行旁开一寸边。
肓俞上行亦一寸，但在脐旁半寸间。
商曲石关阴都穴，通谷幽门五穴缠。
下上俱是一寸取，各开中行寸半前。
步廊神封灵墟穴，神藏彧中俞府安。
上行寸六旁二寸，俞府璇玑二寸观。

涌泉　足心陷中，屈足卷掌宛宛中。

然谷　足内踝前起大骨下陷中。

照海　内踝下四分，微前高骨陷中，上肩①踝骨，下有软骨，前后有筋，其穴居中。

① 肩：诸本同，疑作“有”。《针灸大成·卷六·足少阴肾经考正穴法》云：“照海，足内踝下四分，前后有筋，上有踝骨，下有软骨，其穴居中。”

太溪　内踝后五分，跟肉上动脉陷中。

大钟　足跟后踵中，大骨上两筋间。

水泉　内踝下，太溪下一寸是。

复溜　内踝上二寸，筋肉陷中，前傍肉是复溜，后傍肉是交信，二穴相去只隔一条筋。

交信　内踝上二寸，太阴后，太①阴前，筋骨间。

筑宾　内踝上腨五分。

阴谷　膝下内辅骨后，大筋下，小筋上，按之应手，屈膝乃得之。

横骨　大赫下一寸，肓俞下五寸，去中行一寸，阴上横骨中，宛曲如仰月中央，按肓俞平脐。

大赫　肓俞下四寸，去中行一寸。

气穴　肓俞下三寸，去中行一寸。

四满　肓俞下二寸，去中行一寸。

中注　肓俞下一寸，去中行一寸。

肓俞　直脐旁，去脐中一寸。

商曲　肓俞上一寸，去中行一寸半。

石关　肓俞上二寸，夹建里，去中行一寸半。

阴都　肓俞上三寸，夹中脘，相去一寸半。

通谷　肓俞上四寸，夹上脘，相去一寸半。

幽门　肓俞上五寸，夹巨阙，相去寸半。

---

①　太：诸本同，疑作“少”。《针灸大成·卷六·足少阴肾经考正穴法》云：“交信，足内踝骨上二寸，少阴前，太阴后廉筋骨间。”

步廊　神封下寸六分，夹中庭，相去二寸。

神封　灵墟下寸六分，膻中相去二寸。

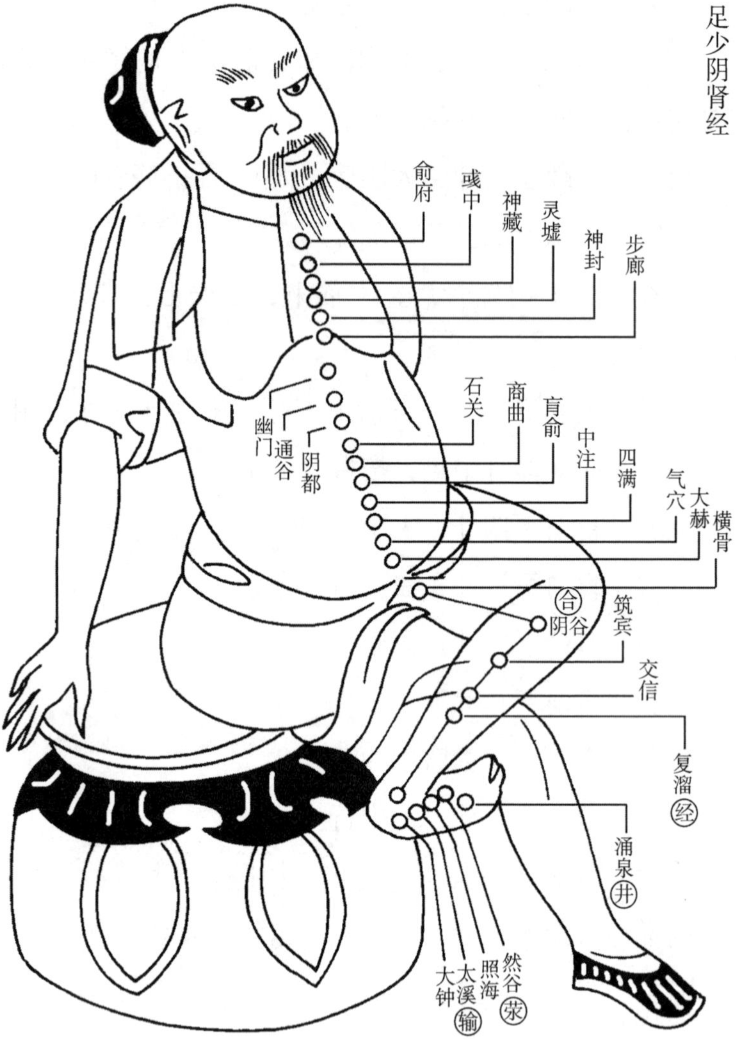

灵墟　神藏下寸六分，夹玉堂，相去三寸。

神藏　彧中下寸六分，夹紫宫，相去二寸。

彧中　俞府下寸六分，夹华盖，相去二寸。

俞府　气舍旁，夹璇玑穴，相去中行二寸。

足厥阴肝经经穴分寸歌

大敦大指外侧端，行间两指缝中间。
太冲本节后二寸，中封内踝一寸前。
蠡沟内踝上五寸，中都上行二寸攀。
膝关犊鼻下二寸，曲膝纹头是曲泉。
阴包膝上四寸行，气冲三寸下五里。
阴廉穴在气冲下，相去二寸牢记取。
急脉毛际二五旁，厥阴大络睾丸系。
章门脐上二寸量，旁开六寸是穴地。
期门乳旁寸半开，直下寸半无烦拟。

大敦　足大指端，去爪甲如韭叶，反三毛中，一云内侧为隐白，外侧为大敦。

行间　足大指歧骨间。

太冲　足大指本节后二寸。

中封　内踝骨前一寸，筋里宛宛中。

蠡沟　内踝上五寸。

中都　内踝上七寸，胻骨中。

膝关　犊鼻下二寸旁陷中。

曲泉　膝股上内侧，辅骨下，大筋上，小筋下，屈膝横纹头取之。

阴包　膝上四寸，股内廉两筋间，蜷足取之，直膝内侧有槽中。

五里　气冲下三寸，阴股中动脉应手。

阴廉　羊矢下，斜里三分直上，去气冲二寸动脉陷中，羊矢在阴旁股内，约文缝中皮肉间，有核如羊矢相似。

章门　大横外，直季肋端，在脐上二寸，旁开六寸，寸法以两乳胸前横折作八寸，约取之，云肘尖尽处是穴。

期门　乳旁一寸半，直下一寸半，不容旁寸半，上直乳第二筋端。

急脉　在阴门毛中，阴上两旁相去二寸半，按则痛引上下。

足厥阴肝经

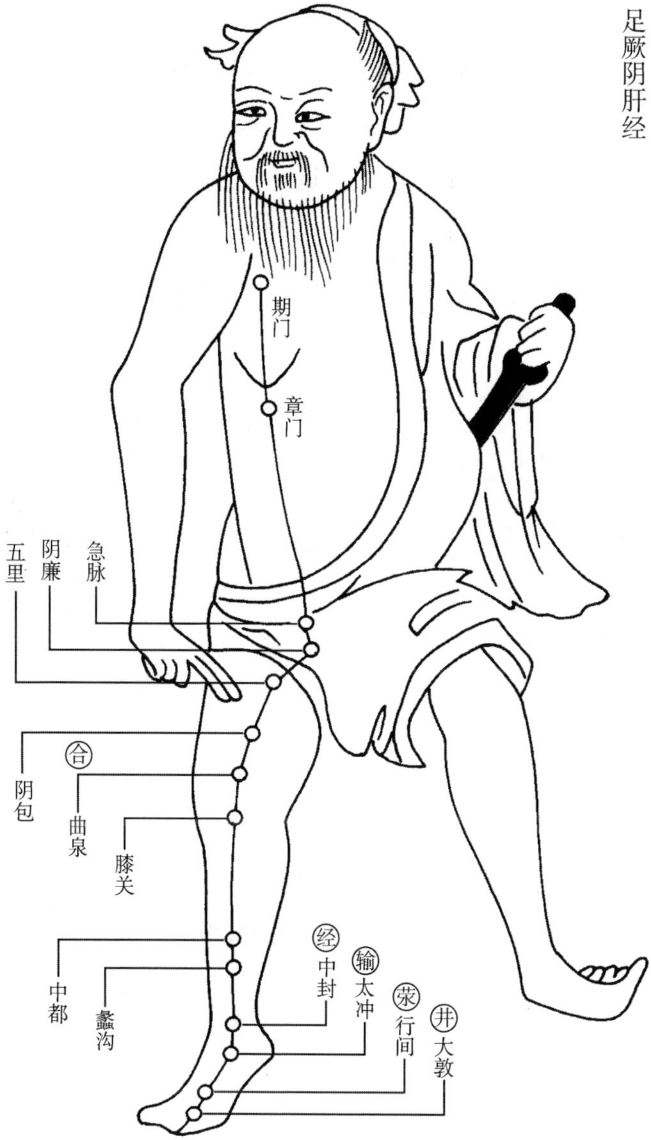
期门
章门
急脉
阴廉
五里
阴包
合
曲泉
膝关
中都
蠡沟
经
中封
输
太冲
荥
行间
井
大敦

手少阴心经经穴分寸歌

少阴心起极泉中，腋下筋间动引胸。
青灵肘上三寸觅，少海肘后五分充。
灵道掌后一寸半，通里腕后一寸同。
阴郄去腕五分的，神门掌后锐骨逢。
少府小指本节末，小指内侧是少冲。

极泉　臂内腋下筋间，动脉入胸中。

青灵　肘上三寸。

少海　肘内廉节后陷中，去肘端五分，肘内横文头，屈肘向头取之。

灵道　掌后寸半。

通里　腕侧后一寸陷中。

阴郄　掌后脉中，去腕五分。

神门　掌后锐骨端下陷中。

少府　手小指本节后，骨缝陷中。

少冲　手小指内侧，去爪甲角如韭叶许。

手少阴心经

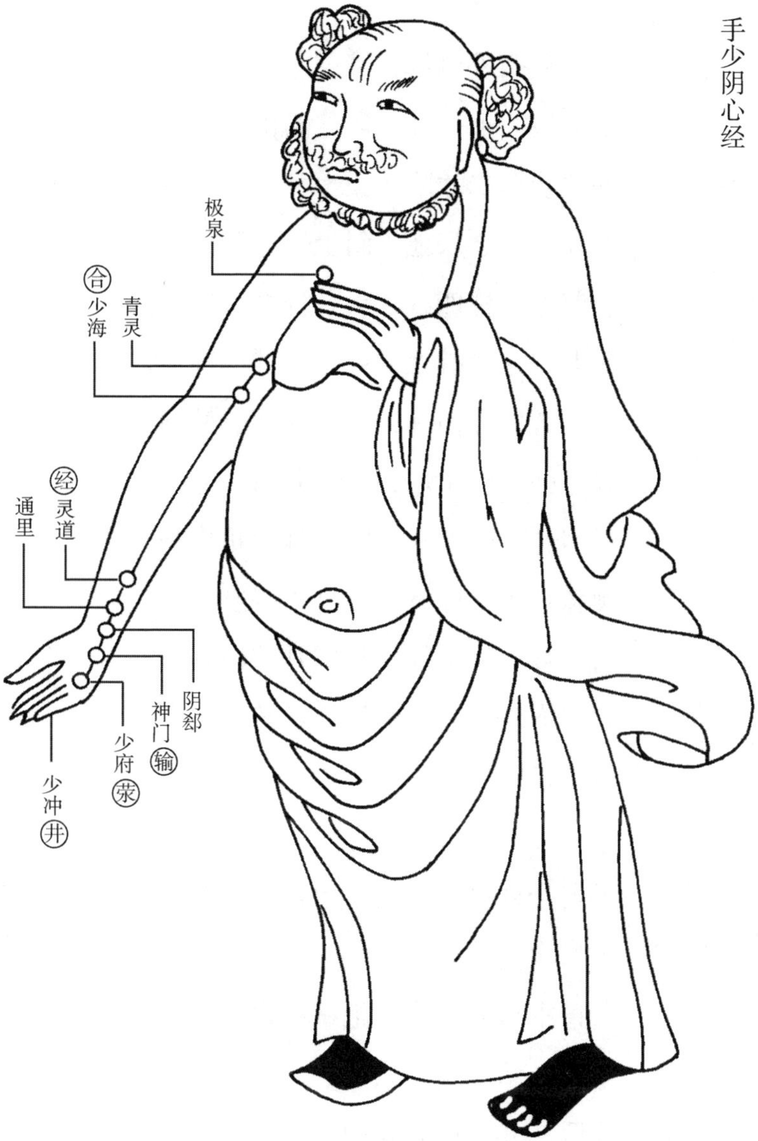
极泉
合 少海
青灵
经 灵道
通里
阴郄
神门 输
少府 荥
少冲 井

手少阳三焦经经穴分寸歌

关冲名指外侧端，液门小次指陷参。
中渚液门上一寸，阳池腕前表陷看。
外关腕后二寸陷，关上一寸支沟悬。
外开一寸会宗地，斜上一寸阳络焉。
肘前五寸称四渎，天井外肘骨后连。
肘上一寸骨罅处，井上一寸清泠渊。
消泺臂肘分肉际，臑会肩端三寸前。
肩髎臑上陷中取，天髎井后一寸传。
天牖耳后一寸立，翳风耳后角尖陷。
瘈脉耳后青脉看，颅息青络脉之上。
角孙耳上发下间，耳门耳前缺处陷。
和髎横动脉耳前，欲觅丝竹空何在。
眉后陷中仔细观。

关冲　手名指外侧端，去爪甲角如韭叶。

液门　小指次指间陷中。

中渚　名指本节后陷中，把拳取之。

阳池　禁灸，手表腕上陷中，自本节后骨直对腕中。

外关　腕后二寸两筋间陷中，与内关相对。

支沟　腕后臂外三寸，两骨间陷中。

会宗　腕后三寸。

三阳络　臂上大交脉，支沟二寸。

四渎　肘前五寸，外廉陷中。

天井　肘外大骨尖后，肘上一寸，辅骨上两筋叉骨罅中，屈肘拱胸清①取之。甄权②云，在屈肘后一寸，又手按膝头取之。

清冷渊　肘上二寸，伸肘举臂取之。

消泺　肩下臂外，肘上分肉间。

臑会　臂前廉，去肩端三寸宛宛中。

肩髎　肩端臑上陷中，斜举臂取之。

天髎　肩缺盆中，上比必骨③际陷中，须缺盆陷处上有空起内上是穴，一曰直肩井后一寸。

天牖　颈大筋外，缺盆上，天容后，天柱前，完骨下，发际中上，夹耳后一寸，禁灸。

翳风　耳后尖角陷中，按之引耳中痛。

瘈脉　耳本后青络脉中。

颅息　耳后间青络脉。

角孙　耳廓中间，上发际下，开口有空。

丝竹空　禁灸，眉后陷中。

---

① 清：诸本同，疑衍。《针灸大成·卷七·手少阳三焦经》云："肘外大骨后，肘上一寸，辅骨上两筋叉骨罅中，屈肘拱胸取之。"

② 甄权：隋唐间医家，许州扶沟（今河南扶沟县）人，享年102岁。绘有《明堂人形图》，撰有《针经钞》、《针方》，均佚。

③ 比必骨：诸本同，疑作"毖骨"。《经穴纂要》注释"毖骨"为肩井后的突骨，相当于肩胛骨的肩胛冈。

和髎　禁灸，耳前锐发下横动脉中。

耳门　耳前起肉，当耳缺处陷中。

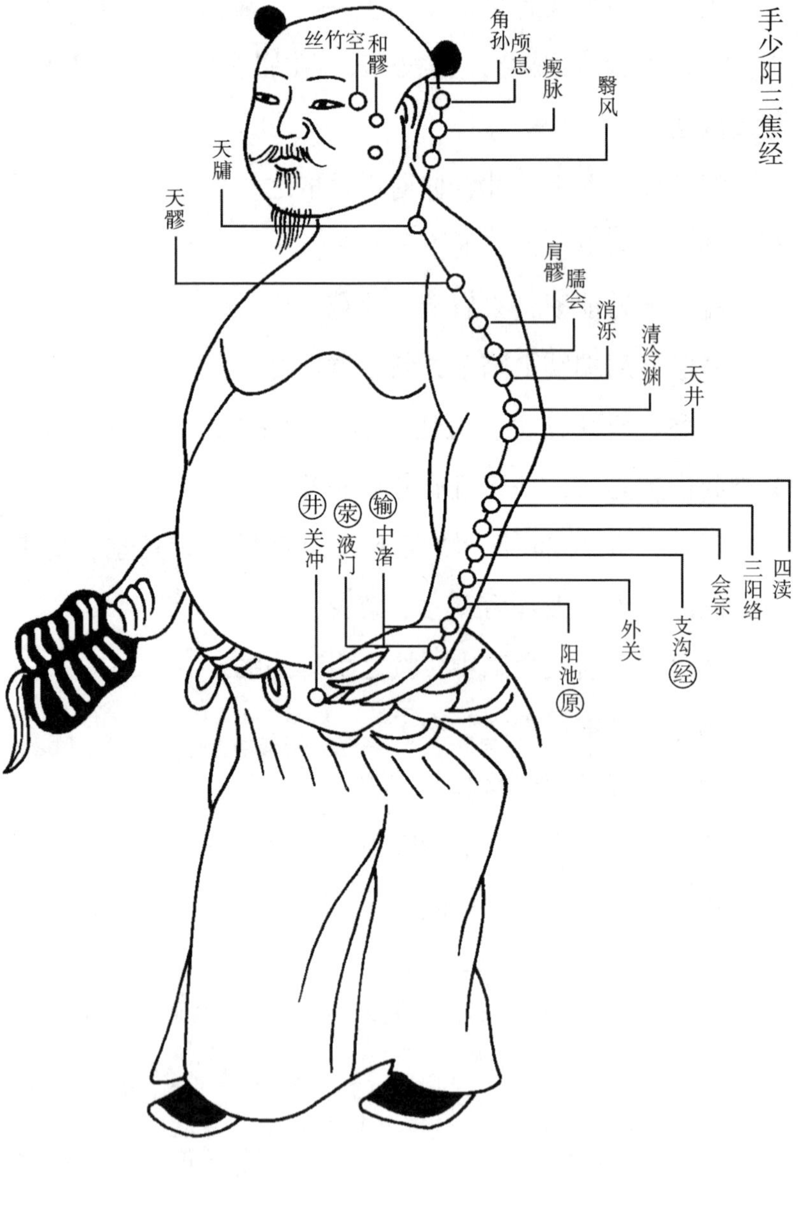

医中百误歌

医中之误有百端，谩说《肘后》尽金丹。先将医误从头数，指点分明见一斑。

医家误，辨症难，三因分症似三山。内因、外因、不内外因，此名三因。三山别出千条脉，病有根源仔细看。治病必求其本，须从起根处看明。

医家误，脉不真，浮沉迟数不分清，却到分清浑又变，如热极脉涩细，寒极反鼓指之类，胸中了了指难明。扁鹊云，持脉之道，如临深渊而望浮云，胸中了了，指下难明。

医家误，失时宜，寒热温凉要相时，时中消息团团转，惟在沉潜观化机。寒暑相推者，时之常；寒暑不齐者，时之变。务在静观而自得之，正非五运六气所能拘也。

医家误，不明经，十二经中好问因，经中不辨循环理，管教阳症入三阴。六淫之邪，善治三阳则无传阴之患。

医家误，药不中，攻补寒温不对症，实实虚虚误匪轻，举手须知严且慎。用药相反，厥祸最大。

医家误，伐无过，伐无过，谓攻伐无病处也，药有专司切莫错，引经报使本殊途，投剂差讹事辄覆。药味虽不相反，而举用非其经，犹为未合，如芩、连、知、柏同一苦寒，姜、桂、椒、萸同一辛热，用各有当，况其他乎。

医家误，药不称，重病药轻轻反重，轻重不均皆误人，此道微乎危亦甚。药虽对症，而轻重之间与病不相称，犹难骤效。

医家误，药过剂，疗寒未已热又至，疗热未已寒更生，劝君举笔须留意。药虽与病相称，而用之过当，则仍不称矣，可见医贵三折肱也。

医家误，失标本，缓急得宜方是稳，先病为本后为标，纤悉几微要中肯。病症错乱，当分标本，相其缓急而施治法。

医家误，舍正路，治病不识求其属，壮水益火究根源，太仆之言须诵读。王太仆云：热之不热是无火也，寒之不寒是无水也。无水者，壮水之主，以镇阳光；无火者，益火之源，以消阴翳。此谓求其属也。

医家误，昧阴阳，阴阳极处没抓拿，亢则害兮承乃制，灵兰秘旨最神良。亢则害其物，承乃制其极，此五行四时迭相为制之理。

医家误，昧寒热，显然寒热易分别，寒中有热热中寒，须得长沙真秘诀。长沙用药，寒因热用，热因寒用，或先寒后热，或先热后寒，或寒热并举，精妙入神，良法具在，熟读精思，自然心得①。然时移世易，读仲景书，按仲景法，不必泥仲景方，而变通用药，尤为得当。

医家误，昧虚实，显然虚实何难治，虚中有实实中虚，用药东垣有次第。《脾胃论》《内外伤辨》，补中、枳术等方，开万世无穷之利。

医家误，药姑息，症属外邪须克治，痞满燥实病坚牢，茶果汤丸何所济。

① 心得：《医学心悟·医中百误歌》作“会通”。

医家误，药轻试，攻病不知顾元气，病若祛时元气伤，似此何劳君算计。轻剂误事，峻剂偾事①，二者交讥。

医家误，不知几，脉动症变只几希，病在未形先着力，明察秋毫乃得之。病至思治，末也；见微知著，弥患于未萌，是为上工。

医家误，鲜定见，见理真时莫改变，恍似乘舟破浪涛，把舵良工却不眩。病轻药应易也，定见定守，历险阻而不移，起人于垂危之际，足徵学识。

医家误，强识病，病不识时莫强认，谦躬退让逊②贤能，务俾他人全性命。不知为不知，亦良医也。

医家误，在刀针，针有时宜并浅深，脓熟不针则内溃，未熟早针则气泄不成脓，脓浅针深则伤好肉，脓深针浅则毒不出而肉③败，百毒总应先艾灸，隔蒜灸法胜于刀针，《外科正宗》云，不痛灸至痛，痛灸至不痛，头面之上用神灯。头面不宜灸，宜用神灯照法。《外科正宗》云，内服蟾蜍丸一服，外将神灯照三枝，此法不止施于头面，而头面为更要。

医家误，薄愚蒙，先王矜恤是孤穷，病笃必施真救济，好生之念合苍穹。当尽心力，施良药以济之。

医家误，不克己，见人开口便不喜，岂知刍荛④有一

---

① 偾（fèn 奋）事：败事。

② 让逊：《医学心悟·医中百误歌》作“位让”。

③ 肉：《医学心悟·医中百误歌》作“内”。

④ 刍荛（ráo 饶）：割草打柴的人。后多用指草野之人。典出《诗·大雅·板》。刍，割草。荛，打柴之人。

能，何况同人说道理。

医家误未已，病者误方兴，与君还细数，请君为我听。

病家误，早失计，初时抱恙不介意，人日虚兮病日增，纵有良工也费气。病须早治。

病家误，不直说，讳疾试医工与拙，所伤所作只君知，纵有名家猜不出。大苏云：我有疾，必尽告医者，然后诊脉，虽中医亦可治疗，我但求愈疾耳，岂以困医为事哉！

病家误，性躁急，病有回机药须吃，药既相宜病自除，朝夕更医也不必。既效不可屡更。

病家误，不相势，病势沉沉急变计，若再蹉跎时日深，恐怕回春无妙剂。不效则当速更。

病家误，在服药，服药之中有窍妙，或冷或热要分明，食后食前皆有道。

病家误，最善怒，气逆冲胸仍不悟，岂知肝木克脾元，愿君养性须回护。

病家误，苦忧思，忧思抑郁欲何之，常将不如己者比，知得雄来且守雌。

病家误，好多言，多言伤气最难痊，劝君默口存神坐，好将真气养真元。

病家误，染风寒，风寒散去又复还，譬如城郭未完固，那堪盗贼更摧残。

病家误，不戒口，口腹伤人处处有，食饮相宜中和气①，鼓腹含哺天地久。

病家误，不戒慎，闺房衽席不知命，命有颠危可若何，愿将好色人为镜。

病人误，救绝气，病人昏眩时，以手闭口而救之也，救气闭口莫闭鼻，若连鼻子一齐扪，譬如入井复下石。鼻主呼吸，闭紧则呼吸绝，世人多蹈此弊，故切言之。

两者相误误未歇，又恐旁人误重叠，还须屈指与君陈，好把旁人数一切。

旁人误，代惊惶，不知理路乱忙忙，用药之时偏作主，平时可是学岐黄。

旁人误，引邪路，妄把师巫当仙佛，有病之家易着魔，到底昏迷永不悟。

更有大误药中寻，与君细说好留神。

药中误，药不真，药材真致力方深，有名无实何能效，徒使医家枉用心。都邑大镇易于觅药，若荒僻处须加细辨。

药中误，失炮制，炮制不工非善剂，市中之药未蒸炒，劝君审度才堪试。洗炙蒸煮，去心皮壳油尖，一一皆不可苟②。

药中误，丑人参，或用粗枝枯小参，蒸过取汤兼灌锡，方中用下却无功。参以原枝干结为美，蒸过取汤则参无宝色，

① 中和气：《医学心悟·医中百误歌》作“中气和”。
② 苟：原作“少”，据《医学心悟·医中百误歌》改。

锡条可当人参否？

药中误，秤不均，贱药多分贵药轻，君臣佐使交相失，偾事由来最恼人。

仍有药中误，好向水中寻，劝君煎药务得人。

煎药误，水不洁，油汤入药必呕哕音曰入声，呕哕之时病转增，任是名医审不决。

煎药误，水频添，药炉沸起又①加些，气轻力减何能效，枉怪医家主见偏。

此系医中百种误，说与君家记得熟，记得熟时病易瘳，与君共享大春秋。

程钟龄医门八法

论病之原，以内伤、外感四字括之。论病之情，则以寒、热、虚、实、表、里、阴、阳八字统之。而论治病之方，则又以汗、和、下、消、吐、清、温、补八法尽之。盖一法之中，八法备焉，八法之中，百法备焉。病变虽多，而法归于一，此予数十年来，心领神会，历试而不谬者，尽见于八篇中矣。学者诚熟读而精思之，于以救济苍生，亦未必无小补云。

① 又：原作"水"，据《医学心悟·医中百误歌》改。

论汗法

汗者，散也。经云：邪[1]在皮毛者，汗而发之是也。又云体若燔炭，汗出而散是也。

然有当汗不汗误人者，有不当汗而汗误人者，有当汗不可汗而妄汗之误人者，有当汗不可汗，而又不可以不汗，汗之不得其道以误人者，有当汗而汗之，不中其经，不辨其药，知发而不知敛以误人者，是不可以不审也。何则？风寒初客于人也，头痛发热而恶寒，鼻塞声重而体痛，此皮毛受病，法当汗之。若失时不汗，或汗不如法，以致腠理闭塞，荣卫不通，病邪深入，流传经络者有之，此当汗不汗之过也。

亦有头痛发热与伤寒同，而其人倦怠无力，鼻不塞，声不重，脉来虚弱，此内伤元气不足之症。又有劳心好色，真阴亏损，内热晡热，脉细数而无力者；又有伤食病，胸膈满闷，吞酸嗳腐，日晡潮热，气口脉紧者；又有寒痰厥逆，湿淫脚气，内痈外痈，瘀血凝积，以及风温、湿温、中暑、自汗诸症。皆有寒热，与外感风寒似同而实异，若误汗之，变症百出矣。所谓不当汗而汗者此也。

若夫症在外感应汗之例，而其人脐之左右上下或有动气，则不可以汗。经云：动气在右，不可发汗，汗则衄而

① 邪：原作“血”，据《医学心悟·医门八法》改。

渴，心烦，饮水即吐；动气在左，不可发汗，汗则头眩，汗不止，筋惕肉瞤；动气在上，不可发汗，汗则气上冲，心中怔悸[①]；动气在下，不可发汗，汗则无汗，心大烦，骨节痛[②]，食入则吐[③]。又脉沉咽燥，病已入里，汗之则津液越出，大便难而谵语。又少阴症，但厥无汗，而强发之，则动血未知从何道出，或从耳目，或从口鼻出者，此为下厥上竭为难治。又少阴中寒，不可发汗，汗则厥逆蜷卧，不能自温也。又寸脉弱者，不可发汗，汗则亡阳；尺脉弱者，不可发汗，汗则亡阴也。又诸亡血家不可汗，汗则直视[④]；淋家不可汗，汗则便血；疮家不可汗，汗则痉。又伤寒病在少阳不可汗，汗则谵妄。又坏病虚人及女人经水适来者，皆不可汗，若妄汗之，变症百出矣。所谓当汗不可汗，而妄汗误人者此也。

夫病不可汗，而又不可以不汗，则将听之乎，是有道焉。《伤寒赋》云：动气理中去白术，是即于理中汤去术，而加汗药，保元气而除病气也。又热邪入里而表未解者，仲景有麻黄石膏之例，有葛根黄连黄芩之例，是清凉解表法也。又太阳症脉沉细，少阴症反发热者，有麻黄附子细辛之例，是温中解表法也。又少阳中风，用柴胡汤加桂枝，是和解中兼表法也。又阳虚者，东垣用补中汤加表

① 心中怔悸：《医学心悟·医门八法》作“正在心中”。
② 骨节痛：《医学心悟·医门八法》后有“目运”二字。
③ 食入则吐：《医学心悟·医门八法》后有“舌不得前”四字。
④ 汗则直视：《医学心悟·医门八法》后有“额上陷”三字。

药；阴虚者，丹溪用芎归汤加表药，其法精且密矣。总而言之，凡一切阳虚者，皆宜补中发汗；一切阴虚者，皆宜养阴发汗；挟热者，皆宜清凉发汗；挟寒者，皆宜温经发汗；伤食者，则宜消导发汗。感重而体实者，汗之宜重，麻黄汤；感轻而体虚者，汗之宜轻，香苏散。又东南之地不比西北，隆冬开花，少霜雪，人禀常弱，腠理空疏，凡用汗药，只须对症，不必过重。予尝治伤寒初起，专用香苏散，加防风[1]、川芎、秦艽、蔓荆等药，一剂愈，甚则两服，无有不安，而麻黄峻剂，数十年来，不上两余，可见地土不同，用药迥别。其有阴虚、阳虚、挟寒、挟热、兼食而为病者，即按前法治之。但师古人用药之意，而未尝尽泥其方，随时随症酌量处治，往往有验。此皆已试之成法，而与斯世共白之，所以拯灾救急[2]者，莫切乎此，此汗之之道也。

且三阳之病，浅深不同，治有次第。假如症在太阳，而发散阳明，已隔一层；病在太阳、阳明，而和解少阳，则引贼入门矣。假如病在二经，而专治一经，已遗一经；病在三经，而偏治一经，既遗二经矣。假如病在一经，而兼治二经，或兼治三经，则邪过经矣。况太阳无汗，麻黄为最；太阳有汗，桂枝可先。葛根专主阳明，柴胡专主少阳，皆的当不易之药。至于九味羌活，乃两感热症，三阳

① 防风：《医学心悟·医门八法》作“荆防”。

② 急：《医学心悟·医门八法》作“患”。

三阴并治之法，初非为太阳一经设也。又柴葛解肌汤，乃治春温夏热之症，自里达表，其症不恶寒而口渴。若新感风寒，恶寒而口不渴者，非所宜也。又伤风自汗用桂枝汤，伤暑自汗则不可用。若误用之，热邪愈盛，而病必增剧。若于暑症，而妄行发散，复伤津液，名曰重暍，多致不救。古人设为白术、防风例以治风，设益元散、香薷饮以治暑，俾不犯三阳禁忌者，良有以也。

又人知发汗退热之法，而不知敛汗退热之法。汗不出则散之，汗出多则敛之。敛也者，非五味、酸枣之谓，其谓致病有因，出汗有由，治得其宜，汗自敛耳。譬如风伤卫，汗自出者，以桂枝汤和荣卫，祛风邪而汗自止。若热邪传里，令人汗出者，乃热气熏蒸，如釜中吹煮，水气旁流，非虚也，急用白虎汤清之。若邪已结聚不大便者，则用承气汤下之，热气退而汗自收矣，此与伤暑自汗略同。但暑伤气，为虚邪，只有清补并行之一法。寒伤形，为实邪，则清热之外，更有攻下止汗之法也。复有发散太过，遂至汗多亡阳，身瞤动欲擗地者，宜用真武汤。此救逆之良药，与中寒冷汗自出者同类并称，又与热症汗出者大相径庭矣。其他少阳症，头微汗或盗汗者，小柴胡汤；水气症头汗出者，小半夏加茯苓汤。至于虚人自汗盗汗等症，则归脾、补中、八珍、十全，按法而用，委曲寻绎，各尽其妙，而后即安。所谓汗之必中其经，必得其药，知发而必知敛者此也。

嗟嗟，百病起于风寒，风寒必先客表，汗得其法，何病不除？汗法一差，夭枉随之矣。吁，汗岂易言哉！

论和法

伤寒在表者可汗，在里者可下，其在半表半里者，惟有和之一法焉，仲景用小柴胡汤加减是已。然有当和不和误人者，有不当和而和误人者，有当和而和，不知寒热之多寡、禀质之虚实、脏腑之燥湿、邪气之兼并，以误人者，是不可不辨也。

夫病当耳聋胁痛，寒热往来之际，应用柴胡汤和解之。而或以桂枝、麻黄发表误矣，或以大黄、芒硝攻里则亦误矣，又或因其胸满胁痛而吐之，则尤误矣。盖病在少阳，有三禁焉，汗、吐、下是也。且非惟汗、吐、下有所当禁，即舍此三法，而妄用温[①]药，均为无益，而反有害。古人有言，少阳胆为清净之府，无出入之路，只有和解一法、柴胡一方，最为切当，何其所见明确，而立法精微，亦至此乎。此所谓当和而和者也。

然亦有不当和而和者，如病邪在表，未入少阳，误用柴胡，谓之引贼入门，轻则为疟，重则传入心胞，渐变神昏不语之候。亦有邪已入里，燥渴谵语，诸症丛集，而医者仅以柴胡治之，则病不解。至于内伤劳倦，内伤饮食，

① 温：《医学心悟·医门八法》作“他”。

气虚血虚，痈肿瘀血诸症，皆令寒热往来，似疟非疟，均非柴胡汤所能去者。若不辨明症候，切实用药，而借此平稳之法，巧为藏拙，误人匪浅。所谓不当和而和者此也。

然亦有当和而和，而不知寒热之多寡者，何也？夫伤寒之邪，在表为寒，在里为热，在半表半里，则为寒热交界之所。然有偏于表者则寒多，偏于里者则热多，而用药须与之相称，庶阴阳和平，而邪气顿解。否则，寒多而益其寒，热多而助其热，药既不平，病益增剧，此非不和也，和之而不得寒热多寡之宜者也。

然又有当和而和，而不知禀质之虚实者，何也？夫客邪在表，譬如贼甫入门，岂敢遽登吾堂而入吾室，必窥其堂奥[1]空虚，乃乘隙而进，是以小柴胡用人参者，所以补正气，使正气旺，则邪无所容，自然得汗而解。盖由是门入，复由是门出也。亦有表邪失汗，腠理致密，贼无出路，由此而传入少阳，热气渐盛，此不关本气之虚，故有不用人参，而和解自愈者，是知病有虚实，法在变通，不可误也。

然又有当和而和，而不知脏腑之燥湿者，何也？如病在少阳，而口不渴，大便如常，是津液未伤，清润之药不宜太过，而半夏、生姜皆可用也。若口大渴，大便渐结，是邪气将入于阴，津液渐少，则辛燥之药可除，而花粉、

① 堂奥：指室内深处。

瓜蒌，有必用矣。所谓脏腑有燥湿之不同者此也。

然又有当和而和，而不知邪之兼并者，何也？假如邪在少阳，而太阳阳明未罢，是少阳兼表邪也，小柴胡汤中加表药，仲景有柴胡加桂枝之例矣。又如邪在少阳，而兼里热，则便闭、谵语、燥渴之症生，小柴胡汤中加①里药，仲景有柴胡加芒硝之例矣。又有三阳合病，合目则汗，面垢、谵语、遗尿者，用白虎汤和解之。盖三阳同病，必连胃腑，故以辛凉之药，内清本腑，外彻肌肤，令三经之邪一同解散，是又专以清剂为和矣。所谓邪有兼并者此也。

由是推之，有清而和者，有温而和者，有消而和者，有补而和者，有燥而和者，有润而和者，有兼表而和者，有兼攻而和者，和之义则一，而和之法变化无穷焉。知斯意者，则温热之治，瘟疫之方，时行痎疟，皆从此推广之，不难应手而愈矣。世人漫曰和解，而不能尽其和之法，将有增气助邪，而益其争，坚其病者，和云乎哉！

论下法

下者，攻也，攻其邪也。病在表，则汗之；在半表半里，则和之；病在里，则下之而已。

然有当下不下误人者，有不当下而下误人者，有当下不可下，而妄下之误人者，有当下不可下，而又不可以不

① 加：《医学心悟·医门八法》作“兼”。

下，下之不得其法以误人者，有当下而下之，不知浅深，不分便溺与蓄血，不论汤丸以误人者，又杂症中，不别寒热、积滞、痰、水、蛊[①]血、痈、脓以误人者，是不可不察也。

何谓当下不下？仲景云：少阴病，得之二三日，口燥咽干者，急下之；少阴病，六七日，腹满不大便者，急下之；下利脉滑数，不欲食，按之心下硬者，有宿食也，急下之；阳明病，谵语不能食，胃中有燥屎也，急下之；阳明病，发热汗多者，急下之；少阴病，下利清水，色纯青，心下必痛，口干燥者，急下之；伤寒六七日，目中不了了，睛不和，无表症，大便难者，急下之。此皆在当下之例，若失时不下，则津液枯竭，身如槁木，势难挽回矣。

然又有不当下而下者，何也？如伤寒表症未罢，病在阳也，下之则成结胸。病邪虽已入里，而散漫于三阴经络之间，尚未结实，若遽下之，亦成痞气，况有阴结之症，大便反硬，得温则行，如开冰解冻之象。又杂病中有高年血燥不行者，有新产血枯不行者，有病后亡津液者，有亡血者，有日久不更衣，腹无所苦，别无他症者，若误下之，变症蜂起矣。所谓不当下而下者此也。

然又有当下不可下者，何也？病有热邪传里，已成可

① 蛊：《医学心悟·医门八法》作“虫”。

下之症，而其人脐之上下左右或有动气，则不可下。经云：动气在右不可下，下之则津液内竭，咽燥鼻干，头眩心悸也；动气在左不可下，下之则腹内拘急，食不下，动气更剧，虽有身热，卧则欲蜷；动气在上不可下，下之则掌握烦热，身浮汗泄，欲得水自灌；动气在下不可下，下之则腹满头眩，泻则清谷，心下痞也。又咽中闭塞者不可下，下之则下轻上重，水浆不入，蜷卧身疼，下利日数十行；又脉微弱者不可下；脉浮大，按之无力者，不可下；脉迟者不可下；喘而胸满者不可下；欲吐欲呕者不可下；病人阳气素微者不可下，下之则呃；病人平素胃[①]不能食者不可下；病中能食，胃无燥屎者不可下；小便清者不可下；病人腹满时减，复如故者不可下。若误下之，变症百出矣。所谓当下不可下，而妄下误人者此也。

然有当下不可下，而又不得不下者，何也？夫以羸弱之人，虚细之脉，一旦而热邪乘之，是为正虚邪盛，最难措手。古人有清法焉，有润法焉，有导法焉，有少少微和之法焉，有先补后攻，先攻后补之法焉，有攻补并行之法焉，不可不讲也。如三黄解毒，清之也；麻仁梨汁，润之也；蜜煎猪胆汁土瓜根，导之也；凉膈散、大柴胡，少少和之也。更有脉虚体弱，不能胜任者，则先补之而后攻之，或暂攻之而随补之，或以人参汤送下三黄枳术丸，又

① 胃：《医学心悟·医门八法》后有“弱”字。

或以人参、瓜蒌、枳实攻补并行，而不相悖。盖峻剂一投，即以参、术、归、芍，维持调护于其中，俾邪气潜消，而正气安固，不愧为王者之师矣。又有杂症中，大便不通，其用药之法可相参者，如老人、久病人、新产妇人，每多大便闭结之症，丹溪用四物汤，东垣用通幽汤，予尝合而酌之，而加以苁蓉、枸杞、柏子、芝麻、松子仁、人乳、梨汁、蜂蜜之类，随手取效。又尝于四物加升麻及前滋润药，治老人血枯，数至圊而不能便者，往往有验，此皆委曲疏通之法。若果人虚，虽传经热邪，不妨借用。宁得猛然一往，败坏真元，至成洞泻，虽曰天命，岂非人事哉？所谓下之贵得其法者此也。

然又有当下而下，而不知浅深，不分便溺与蓄血，不论汤丸以误人者，何也？如仲景大承气汤，必痞满燥实兼全者乃可用之。若仅痞满而未燥实者，仲景只用小承气汤，除去芒硝，恐伤下焦阴血也。燥实在下而痞满轻者，仲景只用调胃承气汤，除去枳、朴，恐伤上焦阳气也。又有太阳伤风症，误下而传太阴，以致腹痛者，则用桂枝汤加芍药。大实痛者，桂枝汤加大黄，是解表之中兼攻里也。又有邪从少阳来，寒热未除，则用大柴胡汤，是和解之中兼攻里也。又结胸症，项背强，从胸至腹硬满而痛，手不能近者，仲景用大陷胸汤[1]；若不按不痛者，只用小

① 汤：《医学心悟·医门八法》后有“丸”字。

陷胸汤。若寒食结胸，用三白散热药攻之。又水结胸，头出汗者，用小半夏加茯苓汤。水停胁下，痛不可忍者，则用十枣汤。凡结胸阴阳二症，服药罔效，《活人》俱用枳实理中丸，应手而愈。又《河间三书》云：郁热蓄甚，神昏厥逆，脉反滞涩，有微细欲绝之象，世俗未明造化之理，投以温药，则不可救。或者妄行攻下，致残阴暴绝，势大可危，不下亦危，宜用凉膈散合解毒汤，养阴退阳，积热借以宣散，则心胸和畅，而脉渐以生。此皆用药浅深之次第也。又如太阳症未罢，口渴，小便短涩，大便如常，此为溺涩不通之症，治用五苓散。又太阳传本，热结膀胱，其人如狂，小腹硬满而痛，小便自利者，此为蓄血下焦，宜抵当①丸。若蓄血轻微，但少腹急结，未至硬满者，则用桃仁承气汤；或用生地四物汤，加酒洗大黄各半下之，尤为稳当。盖溺涩症大便如常，燥粪症小便不利，蓄血症小便自利，大便色黑者。此便、溺、蓄血之所由分也。血结膀胱，病势最急，抵当汤；稍轻者，抵当丸。结胸恶症悉具，则用大陷胸汤；稍轻者，大陷胸丸。其他荡涤肠胃，推陈致新之法，则皆用汤。古人有言，凡用下药攻邪气，汤剂胜丸散。诚以热淫于内，用汤液涤除之，为清净耳，此汤丸之别也。

① 抵当：《医学心悟·医门八法》后有“汤”字。

然又有杂症中，不别寒热、积滞、老[1]痰、水、蛊[2]、血积[3]、痈脓以误人者，何也？东垣治伤食症，腹痛便闭拒按者，因于冷食，用见晛丸；因于热食，用三黄枳术丸；若冷热互伤，则以二丸，酌其所食之多寡而互用之，应手取效。又实热老痰，滚痰丸；水肿实症，神佑丸；蛊积，剪红丸；血积，花蕊丹、失笑丸；肠痈，牡丹皮散。随症立方，各有攸宜，此杂症攻下之良法也。

近世庸[4]家不讲于法，每视下药为畏途，病者亦视下药为砒鸩，致令热症垂危，袖手旁观，委之天数，大可悲耳。昔张子和《儒门事亲》三法，即以下法为补，谓下去其邪而正气自复。谷肉果菜，无在[5]而非补养之物。虽其说未合其宜，而于治病攻邪之法，正未可缺。吾愿学者仰而思之，平心而察之，得其要领，以施救济之方，将以跻斯民于寿域不难矣。

论消法

消者，去其壅也。脏腑、经[6]络、肌肉之间，本无此物而忽有之，必为消散，乃得其平。经云坚者削之是已。

---

① 老：《医学心悟·医门八法》无此字。
② 蛊：《医学心悟·医门八法》作“虫”。
③ 积：《医学心悟·医门八法》无此字。
④ 庸：原作“病”，据《医学心悟·医门八法》改。
⑤ 在：《医学心悟·医门八法》作“往”。
⑥ 经：《医学心悟·医门八法》作“筋”。

然有当消不消误人者，有不当消而消误人者，有当消[1]而消之不得其法以误人者，有消之而不明部分以误人者，有消之而不辨夫积聚之原，有气血、积食、停痰、蓄水、痈脓、虫蛊、劳瘵、痃癖、癥瘕、七疝、胞痹、肠覃、石瘕，以及前后二阴诸疾以误人者，是不可不审也。

凡人起居有常，饮食有节，和平恬淡，气血周流，谷神充畅，病安从来。惟夫一有不慎，则六淫外侵，七情内动，饮食停滞，邪日留止，则诸症生焉。法当及时消导，俾其速散，气行则愈耳。倘迁延日久，积气盘踞坚牢，日渐强大，有欲拔不能之势，虽有智者，亦难为力。此当消不消之过也。

然亦有不当消而消者，何也？假如气虚中满，名之曰鼓。腹皮膨急，中空无物，取其形如鼓之状，而因以名之。此为败症，必须填实，庶乎可消，与蛊症之为虫为血，内实而有物者，大相径庭。又如脾虚水肿，土衰不能制水者，非补土不可；真阳大亏，火衰不能生土者，非温暖命门不可。又有脾虚食不消者，气虚不能运化而生痰者，肾虚水泛为痰者，血枯而经水断绝者，皆非消导所可行。而或妄用之，误人多矣。所谓不当消而消者此也。

然又有当消而消之不得其法者，何也？夫积聚癥瘕之症，有初、中、末之三法焉。当其邪气初客，所积未坚，

---

① 消：原作“滔”，据大德本改。

则先消之，而后和之。及其所积日久，气郁渐深，湿热相生，块因渐大，法从中治，当祛湿热之邪，削之软之，以底于平。但邪气久客，正气必虚，须以补泻叠相为用，如薛立斋用归脾汤送下芦荟丸。予亦尝用五味异功散佐以和中丸，皆攻补并行，中治之道也。若夫块消及半，便从末治，不使攻击，但补其气，调其血，导达其经脉，俾荣卫流通而块自消矣。凡攻病之药，皆损气血，不可过也，此消之之法也。

然又有当消之而不明部分者，何也？心肝脾肺肾分布五方，胃大肠小肠膀胱、三焦胆与膻中，皆附丽[1]有常所，而皮毛、肌肉、筋骨各有浅深，凡用汤丸膏散，必须按其部位，而君臣佐使，驾驭有方，使不得移，则病处当之，不至诛伐无过矣，此医门第一义也，而于消法为尤要。不明乎此，而妄行克削，则病未消而元气已消，其害可胜言哉！况乎积聚之原，有气血、食积、停痰、蓄水、痈脓、虫蛊、痨瘵，与夫痃癖、癥瘕、七疝、胞痹、肠覃、石瘕以及前后二阴诸疾，各各不同，若不明辨，为害匪轻。予因略约而指数之。

夫积者，成于五脏，推之不移者也；聚者，成于六腑，推之则移者也。其忽聚忽散者，气也；痛有定处而不散者，血也；得食则痛，嗳腐吞酸者，食积也；腹有块，

---

① 附丽：附着，依附。

按之而软者，痰也；先足肿，后及腹者，水也；先腹满，后及四肢者，胀也；痛引两胁，咳而吐涎者，停饮也；咳而胸痛，吐脓腥臭者，肺痈也；当胃而痛，呕而吐脓者，胃脘痈也；当脐而痛，小便如淋，转侧作水声者，肠痈也；憎[①]寒壮热，饮食如常，身有痛，偏着一处者，外痈也；病人嗜食甘甜或异味[②]，饥时则痛，唇之上下有白斑点者，虫也。虫有九，湿热所生而为蛇、为鳖，则血之所成也。胡以知为蛇鳖？腹中如有物动而[③]痛不可忍，吃血故也。又岭南之地以蛊害人，施于饮食，他方之蛊，多因近池饮冷，阴受蛇虺之毒也。病人咳嗽痰红，抑抑不乐，畏见人，喉痒而咳剧者，痨瘵生虫也。痃如弓弦，筋病也。癖则隐癖，附骨之病也。癥则有块可徵，积之类也。瘕者或有或无，痞气之类也。少腹如汤沃，小便涩者，胞痹也。痛引睾丸，疝也。女人经水自行，而腹块渐大如怀子者，肠覃也。经水不行而腹块渐大，并非妊者，石瘕也。有孕无孕，可于脉之滑涩辨之也。至于湿热下坠，则为阴菌、阴蚀、阴挺下脱、阴茎肿烂之类。而虚火内烁庚金，则为痔漏，为悬痈，为脏毒。种种见症，不一而足，务在明辨症候，按法而消之也。医者以一消字视为泛常，而不知其变化曲折，较他法为尤难，则奈何不详稽博考，

① 憎：原作“增”，据《医学心悟·医门八法》改。
② 味：《医学心悟·医门八法》作“物”。
③ 物动而：原作“动物”，据《医学心悟·医门八法》改。

以尽济时之仁术也耶。

论吐法

吐者，治上焦也。胸次之间，咽喉之地，或有痰食痈脓，法当吐之。经曰其高者因而越之是已。

然有当吐不吐误人者，有不当吐而吐以误人者，有当吐不可吐而妄吐之以误人者，亦有当吐不可吐而又不可以不吐，吐之不得其法以误人者，是不可不辨也。即如缠喉[1]锁喉诸症，皆风痰郁火壅塞其间，不急吐之，则胀闭难忍矣。又或食停胸膈，消化弗及，无由转输，胀满疼痛者，必须吐之，否则胸高[2]满闷，变症莫测矣。又有停痰蓄饮，阻塞清道，日久生变，或防碍饮食，或头眩心悸，或吞酸嗳腐，手足麻痹，种种不齐，宜用吐法导[3]其痰，诸症如失。又有胃脘痈，呕吐脓血者，经云：呕家有脓不须治呕，脓尽自愈。凡此皆当吐而吐者也。

然亦有不当吐而吐者，何也？如少阳中风，胸满而烦，此邪气而非有物，不可吐，吐则惊悸也。又少阴病，始得之，手足厥冷，饮食入口则吐，此膈上有寒饮，不可吐也。病在太阳不可吐，吐之则不能食，反生内烦。虽曰吐中有散，然邪气不除，已为小逆也。此不当吐而吐

① 喉：原脱，据大德本补。
② 高：益新本作“鬲”。
③ 导：《医学心悟·医门八法》后有“袪”字。

者也[1]。

然又有当吐不可吐者，何也？盖凡病用吐，必察其病之虚实。因人取吐，先察其人之性情，不可误也。夫病在上焦，可吐之症，而其人病势危笃，或老弱气衰者，或体质素虚，脉息微弱者，妇人新产者，自吐不止者，诸亡血者，有气动[2]者，四肢厥冷，冷汗自出者，皆不可吐，吐之则为逆候。此因其虚而禁吐也。若夫病久之人，宿积已深，一行吐法，心火自降，相火必强，设犯房劳，转生虚症，反难救药，更须戒怒凝神，调息静养，越三旬而出户，方为合法。如其人性气刚暴，好怒喜淫，不守禁忌，将何恃以无恐？此又因性情而禁吐也。所谓当吐不可吐者此也。

然有不可吐而又不得不吐者，何也？病人脉滑大，胸膈停痰，胃脘积食，非吐不除。食用瓜蒂散与桔红淡盐汤，痰以二陈汤，用指探喉中而出之。体质极虚者，或以桔梗煎汤代之，斯为稳当。而予更有法治焉，予尝治寒痰闭塞，厥逆昏沉者，常用半夏桔红各八钱，浓煎半杯，和姜汁成一杯，频频灌之，痰随药出，则拭之，随灌随吐，随吐随灌，少顷痰开药下，其人即苏。如此者甚众。又常治风邪中脏将脱之症，其人张口痰鸣，声如曳锯，溲便自

① 也：原作“已”，据《医学心悟·医门八法》改。
② 气动：《医学心悟·医门八法》作“动气”。

遗者，更难任治①，皂角等药切不可用，亦不暇用。因以大剂参、附、姜、夏，浓煎灌之，药随痰出，则拭之，随灌随吐，随吐随灌，久之药力下咽，胸膈流通，参附大进，立至数两，其人渐苏。一月之间，参药数斤，遂至平复。如此者又众。又尝治风痰热闭之症，以牛黄丸灌如前法。颈疽内攻，药不得入者，以苏藿②香丸灌如前法。风热不语者，以解语丹灌如前法。中暑不醒者，以消暑丸灌如前法。中恶不醒者，以前项桔半姜汁灌如前法。魇③梦不醒者，以连须葱白煎酒灌如前法。自缢不醒者，以肉桂三钱煎水灌如前法。喉闭喉风，以鲜杜牛膝捣汁、雄黄丸等灌如前法。俱获全安，如此者又众。更有牙关紧急，闭塞不通者，以搐鼻散吹鼻取嚏，嚏出牙开，或痰或食，随吐而出，其人遂苏，如此者尤众。盖用药随药取吐，不吐之吐，其意更深。此皆古人之成法，而予稍为变通者也。昔仲景治胸痛不能食，按之反有涎吐，下利日数十行，吐之则利止，是以吐痰止利也。丹溪治孕妇转脬，小便不通，用补中益气汤，随服而探吐之，往往有验，是以吐法通小便也。华佗以醋蒜吐蛇，河间以狗油、雄黄同瓜蒂以吐虫而通膈，丹溪又以韭汁去瘀血以治前症。由此观之，症在危险之际，古人恒以通④剂，尽其神化莫测之用，况

① 治：《医学心悟·医门八法》作“吐”，后有“而稀涎”三字。
② 藿：《医学心悟·医门八法》作“合”。
③ 魇：原作“魔”，据《医学心悟·医门八法》改。
④ 通：《医学心悟·医门八法》作“涌”。

于显然易见者乎，则甚矣。吐法之宜讲也。

近世医者，每将此法置之高阁，亦似汗下之外并无吐法，以致病中常有自吐自呕而为顺症者，见者惊，闻者骇。医家亦不论虚实而亟亟止之，反成坏病，害人多矣。吁！可不畏哉！

论清法

清者，清其热也。脏腑有热则清之。经云热者寒之是已。

然有当清不清误人者，有不当清而清误人者，有当清而清之不分内伤、外感以误人者，有当清而清之不量其人、不量其症以误人者，是不可不察也。

夫六淫之邪，除中寒、寒湿外，皆不免于病热。热气熏蒸，或见于口舌唇齿之间，或见于口渴便溺之际，灼知其热而不清，则斑黄狂乱，厥逆吐衄，诸症丛生，不一而足。此当清不清之误也。

然又有不当清而清者，何也？有如劳力辛苦之人，中气大虚，发热倦怠，心烦溺赤，名曰虚火。盖春生之令不行，无阳以护其荣卫，与外感热症相隔霄壤①。又有阴虚劳瘵之症，日晡潮热，与夫产后血虚，发热烦躁，症象白虎，误服白虎者难救。更有命门火衰，浮阳上泛，有似于

① 霄壤：比喻相去极远，差别很大。

火者。又有阴盛隔阳，假热之症，其人面赤狂躁，欲坐卧泥水中，或数日不大便，或舌黑而润，或脉反洪大，峥峥然如鼓击于指下，按之豁然而空者，或口渴欲得冷饮而不能下，或因下元虚冷频饮热汤以自救。世俗不识，误投凉药，下咽即危矣。此不当清而清之误也。

然又有当清而不分内伤、外感者，何也？盖风寒闭火，则散而清之。经云火郁发之是也。暑热伤气，则补而清之，东垣清暑益气汤是也。湿热之火，则或散、或渗、或下而清之，开鬼门，洁净府，除陈莝[1]是也。燥热之火，则润而清之，通大便也。伤食积热，则消而清之，火去食自平[2]也。惟夫伤寒传入胃腑，热势如蒸，自汗，口渴饮冷而能消水者，藉非白虎汤之类，鲜克有济也。更有阳盛拒阴之症，清药不入，到口随吐，则以生姜汁少许为引，或姜制黄连反佐以取之，所谓寒因热用是也，此外感实火之清法也。若夫七情气结，喜、怒、忧、思、悲、恐、惊，互相感触，火从内发，丹溪治以越鞠丸开六郁也；立斋主以逍遥散调肝气也，意以一方治木郁，而诸郁皆解也。然《经》云：怒则气上，喜则气缓，悲则气消，恐则气下，惊则气乱，思则气结。逍遥一方，以之治气上、气结者，固为相宜，而于气缓、气消、气乱、气下之症，恐犹未合。盖气虚者必补其气，血虚者必滋其血。气旺血

① 莝：原作“茎”，据《医学心悟·医门八法》改。
② 火去食自平：《医学心悟·医门八法》作“食去火自平”。

充，而七情之火悠焉以平。至若真阴不足，而火上炎者，壮水之主，以镇阳光；真阳不足，而火上炎者，引火归源，以导龙入海，此内伤虚火之治法也。或者曰：病因于火，而以热药治之，何也？不知外感之火，邪火也，实火也。有形之火，后天之火也，得水则灭，故可以水折。内伤之火，虚火也，龙雷之火也，无形之火，先天之火也，得水则炎，故不可以水折，譬如龙得水而愈奋飞，雷因雨而益震动，阴蒙沉晦之气，光焰烛天，必俟云收日出，而龙雷各归其宅耳。是以虚火可补而不可泻也。其有专用参、芪，而不用八味者，因其穴宅无寒也。其有专用六味，而不用桂、附者，因其穴宅无水也。补则同，而引之者稍不同耳。盖外感之火以凉为清，内伤之火以补为清也。

然又有清之而不量其人者，何也？夫以壮实之人，而患实热之病，清之稍重，尚为无碍。若本体素虚，脏腑本寒，饮食素少，肠胃虚滑，或产后、病后、房室之后，即有热症，亦宜少少用之，宁可不足，不使有余。或余热未清，即以轻药代之，庶几病去人安。倘清剂过多，则病[1]热未已而寒生矣。此清之贵量其人也。

然又有清之而不量其症者，何也？夫以大热之症，而清剂太微，则病不除。微热之症，而清剂太过，则寒症即

① 病：《医学心悟·医门八法》作“疗”。

至。但不及犹可再清，太过则难医药矣。且凡病清之而不去者，犹有法焉，壮水是也。王太仆云：大热而甚，寒之不寒，是无水也，当滋其肾。肾水者，天真之水也。取我天真之水以制外邪，何邪不服，何热不除？而又何必拘于寒凉，以滋罪戾乎？由是观之，外感之火尚当滋水以制之，而内伤者更可知矣。大抵清火之药不可久恃，必归本于滋阴。滋阴之法，又不能开胃扶脾，以恢复元气，则参、苓、芪、术亦当酌量而用。非曰清后必补，但元气无亏者可以不补，元气有亏者必须补之。俟其饮食渐进，精神爽慧，然后止药可也。此清之贵量其症也。

总而言之，有外感之火，有内伤之火。外感为实，内伤为虚，来路不同，治法迥别。宁曰热者寒之，遂足以毕医家之能事也乎。

论温法

温者，温其中也。脏受寒侵，必须温剂。经云寒者热之是已。

然有当温不温误人者，即有不当温而温以误人者，有当温而温之不得其法以误人者，有当温而温之不量其人、不量其症与其时以误人者，是不可不审也。天地杀厉之气，莫甚于伤寒。其自表而入者，初时即行温散，则病自除。若不由表入而直中阴经者，名曰中寒。其症恶寒厥逆，口鼻气冷，或冷汗自出，呕吐泻利，或腹中急痛，厥逆无脉，下利清谷，种种寒症并见，法当温之。又或寒湿侵淫，四肢拘急，发为痛痹，亦宜温散。此当温而温者也。

然又有不当温而温者，何也？如伤寒热邪传里，口燥咽干，便闭谵语，以及斑、黄、狂乱、衄、吐、便血诸症，其不可温，固无论矣。若乃病热已深，厥逆渐进，舌则干枯，反不知渴，又或挟热下利，神昏气弱，或脉来涩滞，反不应指，色似烟熏，形如槁木，近之无声，望之似脱，甚至血液衰耗，筋脉拘挛，但唇口齿舌干燥而不可解者，此为真热假寒之候。世俗未明亢害承制之理，误投热剂，下咽即败矣。更有郁热内蓄，身反恶寒；湿热胀满，皮肤反冷；中暑烦心，脉虚自汗；燥气焚金，痿软无力者，皆不可温。又有阴虚脉细数，阳乘阴而吐血者，亦不可温，温之则为逆候。此所谓不当温而温者也。

然又有当温而温之不得其法者，何也？假如冬令伤寒，则温而散之。冬令伤风，则温而解之。寒痰壅闭，则温而开之。冷食所伤，则温而消之。至若中寒暴痛，大便反硬，温药不愈者，则以热剂下之。时当暑月，而纳凉饮冷，暴受寒侵者，亦当温之。体虚挟寒者，温而补之。寒客中焦，理中汤温之；寒客下焦，四逆汤温之。又有阴盛格阳于外，温药不效者，则以白通汤加人尿、猪肝汁，反佐以取之。经云热因寒用是已。复有真虚挟寒，命门火衰者，必须补其真阳。太仆有言：大寒而盛，热之不热，是无火也，当补其心。此心字，指命门而言。《内经》[1] 所谓七节之旁，中有小心是也。书云益心之阳，寒亦通行；滋肾之阴，热之犹可是也。然而医家有温热之温，有温存之温。参、芪、归、术，和平之性，温存之温也，春日煦煦是也。附子、姜、桂之性，温热之温也，夏日烈烈是也。和煦之日，人人可近；燥烈之日，非积雪凝寒，开冰解冻，不可近也。更有表里皆寒之症，始用温药，里寒顿除，表邪未散，复传经络，以致始为寒中，而其后转变为热中者，容或有之。藉非斟酌时宜，对症投剂，是先以温药救之，继以温药贼之矣。亦有三阴直中，初无表邪，而温剂太过，遂令寒退热生，初终异辙，是不可以不谨。所谓温之贵得其法者此也。

然又有温之不量其人者，何也？夫以气虚无火之人，阳气素微，一旦客寒乘之，则温剂宜重，且多服亦可无伤。若其人平素火旺，不喜辛温，或曾有阴虚失血之症，不能用温者，即中新寒，温药不宜太过，病退则止，不必尽剂，斯为克当其人也。若论其症，寒之重者，微热不除；寒之轻者，过热则亢。且温之与补，有相兼者，有不必相兼者，虚而且寒，则兼用之。若寒而不虚，即专以温药主之。丹溪云：客寒暴痛，兼有积食者，可用桂、附，不可遽用人参。盖温即是补，予遵其法，先用姜桂温之，

---

① 内经：原作“仙经”，据《医学心悟·医门八法》及下文改。

审其果虚，然后以参术补[1]之，是以屡用屡验，无有差忒。此温之贵量其症也。

若论其时，盛夏之月，温剂宜轻；时值隆冬，温剂宜重。然亦有时当盛暑，而得虚寒极重之症，曾用参附煎膏而治愈者，此舍时从症法也。譬如霜降以后，禁用白虎汤，然亦有阳明症，蒸热自汗，谵语烦躁，口渴喜饮冷者，虽当雨雪飘摇之际，亦曾用白虎治之而痊安，但不宜太过耳。此温之贵量其时，而清剂可类推已。

迩时医者，群尚温补，痛戒寒凉，且曰阳为君子，阴为小人。又曰阳为君子，苟有过，人必知之，诚以知之而即为补救，犹可言也。不思药以疗病，及转疗药，则病必增剧，而成危险之候。又况桂枝下咽，阳盛则殆；承气入胃，阴盛以败。安危之机，祸如反掌，每多救援弗及之处。仁者鉴此，顾不痛欤！吾愿医者，精思审处，晰理不差于毫厘，用药悉归于中正，俾偏阴偏阳之药，无往不底于中和，斯为善治。噫，可不勉哉！

论补法

补者，补其虚也。经曰：不能治其虚，安问其余。又曰：邪之所凑，其气必虚。又曰：精气夺则虚。又曰：虚者补之。补之为义大矣哉！

---

① 补：《医学心悟·医门八法》作“辅”。

然有当补不补误人者；有不当补而补误人者；亦有当补而不分气血，不辨寒热，不识开合，不知缓急，不分五脏，不明根本，不深求调摄之方以误人者，是不可不讲也。

何谓当补不补？夫虚者损之渐，损者虚之积也。初时不觉，久则病成。假如阳虚不补，则气日消；阴虚不补，则血日耗。消且耗焉，则天真荣卫之气渐绝，而亏损成矣。虽欲补之，将何及矣。又有大虚之症，内实不足，外似有余，脉浮大而涩，面赤火炎，身肿头眩，烦躁不宁，此为出汗晕脱之机。更有精神浮散，彻夜不寐者，其祸尤速，法当归脾、养荣辈加敛药，以收摄元神，俾浮散之气，退藏与密，庶几可救。复有阴虚火亢，气逆上冲，不得眠者，法当滋水以制之，切忌苦寒泻火之药，反伤真气。若误清之，去生远矣。古人有言，至虚有盛候。反泻含冤者此也。此当补不补之误也。

然又有不当补而补者，何也？病有脉实症实，不能任补者，固无论矣。即其人本体素虚，而客邪初至，病势方张，若骤补之，未免闭门留寇。更有大实之症，积热在中，脉反细涩，神昏体倦，甚至憎寒振慄，欲着覆衣，酷肖虚寒之象，而其人必有唇焦口燥，便闭溺赤诸症，与真虚者相隔天渊，倘不明辨精切，误投补剂，陋矣。古人有言，大实有羸状。误补益疾者此也。此不当补而补之之误也。

然亦有当补而补之不分气血，不辨寒热者，何也？经曰：气主煦之，血主濡之。气用四君子汤，凡一切补气药，皆从此出也。血用四物汤，凡一切补血药，皆从此出也。然而少火者生气之原，丹田者出气之海。补气而不补火者，非也。不思少火生气，而壮火即食气。譬如伤暑之人，四肢无力，湿热成痿，不能举动者，火伤气也。人知补火可以益气，而不知清火亦可以益气。补则同，而寒热不同也。又如血热之症，宜补血行血以清之；血寒之症，宜温经养血以和之。立斋治法，血热而吐者，谓之阳乘阴，迫血而妄行也，治用四生丸、六味汤；血寒而吐者，谓之阴乘阳，如天寒地冻水凝冰也，治用理中汤加当归。医家常须识此，勿令误也。更有去血过多，成升斗者，无分寒热，皆当补益。所谓血脱者益其气，乃阳生阴长之至理。盖有形之血，不能速生，无形之气，所当急固。以无形生有形，先天造化本如是耳。此气血、寒热之分也。

然又有补之而不识开合，而不知缓急者，何也？天地之理，有合必有开。用药之机，有补必有泻。如补中汤，用参、芪，必用陈皮以开之。六味汤，用地黄[1]，即用泽泻以导之。古人用药，补正必兼泻邪，邪去则补自得力，又况虚中挟邪，正当开其一面，戢我人民，攻彼贼寇，或纵或擒，有收有放，庶几贼退民安，而国本坚固。更须酌

① 地黄：《医学心悟·医门八法》作“熟地”。

其邪正之强弱，而用药多寡得宜，方为合法。是以古方中有补散并行者，参苏饮、益气汤是也；有消补并行者，枳术丸、理中丸是也；有攻补并行者，泻心汤、芒硝[1]丸是也；有温补并行者，治中汤、参附汤是也；有清补并行者，参连饮、人参白虎汤是也。更有当峻补者，有当缓补者，有当平补者。如极虚之人，垂危之病，非大剂汤液不能挽回。予尝用参附煎膏，日服数两，而救阳微将脱之症。又尝用参麦数两煎膏[2]，而救津枯之症。亦有无力服参，而以芪、术代之者，随时处治，往往有功。至于病邪未尽，元气虽虚，不任重补，则从容和缓以补之，相其机宜，循序渐进，脉症相安，渐为减药。谷肉菜果，食养尽之，以底于平康。其有体质素虚，别无大寒大热之症，欲服丸散以保真元者，则用平和之药，调理气血，不敢妄使偏僻之方，久而争胜，反有伤也。此开合缓急之意也。

然又有补之而不分五脏者，何也？夫五脏有正补之法，有相生而补之之法。《难经》云：损其肺者，益其气；损其心者，和其荣卫；损其脾者，调其饮食，适其寒温；损其肝者，缓其中；损其肾者，益其精。此正补也。肺虚者补脾，土生金也；脾虚者补命门，火生土也；心虚者补肝，木生火也；肝虚者补肾，水生木也；肾虚者补肺，金

① 芒硝：《医学心悟·医门八法》作“硝石”。
② 数两煎膏：《医学心悟·医门八法》作“煎膏，服至数两”。

生水也。此相生而补之也。而予更有根本之说焉。怀胎始兆[1]，形骸未成，先生两肾，肾者先天之根本也。囫[2]地一声，一事未知，先求乳食，是脾者后天之根本也。然而先天之中，有水有火，水曰真阴，火曰真阳。名之曰真，则非气非血，而为血气之母，生身生命，全赖乎此。周子[3]曰：无极之真，二五之精，妙合而凝，寂[4]然不动，感而遂通，随吾神以为往来者此也。古人深知此理，用六味滋水，八味补火，十补、斑龙水火兼济，法非不善矣，然而以假补真，必其真者未曾尽丧，庶几有效，若先天祖气荡然无存，虽灵芝亦难续命，而况庶草乎？至于后天根本，尤当培养，不可忽视。经曰：安谷则昌，绝谷则危。又云：粥浆入胃，则虚者活。古人诊脉，必曰胃气，制方则曰补中，又曰归脾健脾者，良有以也。夫饮食入胃，分布五脏，灌溉周身，如兵家之粮饷，如民家之烟火，一有不继，兵民离散矣。然而因饿致病者固多，而因伤致病者亦复不少。过嗜肥甘则痰生，过嗜醇酿则饮积，瓜果乳酥湿从内受，发为肿满泻利。五味偏啖，久而增气，皆令夭殃，可不慎哉。是知脾肾两脏皆为根本，不可偏废。古人或谓补脾不如补肾者，以命门之火，可生脾土也；或谓补

① 兆：原脱，据《医学心悟·医门八法》补。

② 囫（huō 豁）：用同“呦”，表示用力之声。

③ 周子：“子”字原脱，据《医学心悟·医门八法》补。周子，即周敦颐（1017—1073），字茂叔，号濂溪，北宋著名哲学家，理学派开山鼻祖。

④ 寂：《医学心悟·医门八法》作“凝”。

肾不如补脾者，以饮食之精，自能下注于肾也。须知脾弱而肾不虚者，则补脾为亟；肾弱而脾不虚者，则补肾为先；若脾肾两虚，则并补之。药既补矣，更加摄养有方①，斯为善道。

谚有之曰：药补不如食补。我则曰：食补不如精补，精补不如神补。节饮食，惜精神，用药得宜，病有不痊焉者寡矣。

① 有方：益新本作“精神”。

校注后记

《医学集成》，四卷，清代刘仕廉纂辑，成书于1873年。刘氏采集历代医家的医学论述、各科临证证治及医案等加以分类编纂而为此书。全书分类得当，内容精要，按证选方，切于实用。

一、刘仕廉生平考略

（一）生卒年代考略

对于刘氏的出生年代，资料记载不一。《双流县卫生志·人物》言“清嘉庆八年（公元1803年）”，《中国历代医史》记为“生于清嘉庆十四年”，而《中医人物辞典》写作“1804年”。考《医学集成·自叙》“同治癸酉，廉年七秩”之语可知，同治癸酉（1873）年，仕廉年七十整，故可知其生年当为嘉庆八年，即公元1803年。

关于其卒年，大多材料未予说明，仅《中国历代医史》记载为“殁于光绪年”。据《医学集成·叙》落款处“时同治十三年岁官甲戌清和既望香圃骆世馨撰”之语，可知此时刘氏依然健在。此后一年则为光绪元年，因此刘氏殁于光绪年间之说应该可信，但目前的文献资料不足以举证具体年代。

（二）生平事迹考略

1. 学本于儒，期以大器

仕廉幼年攻读童子试科目，学习诗文辞赋，聪明特出，倜傥不羁，文字皆工而诗赋尤胜，曾跟随名儒宋西桥治学，参加童试，名列前茅。宋西桥对其十分器重，认为他日必成大器。刘氏著有《醉吟诗草》，收录了平生文学作品，宋西桥赞之曰："汝从此不死矣，诗才若此，可付枣梨，以公同好。"

2. 父殁己病，潜心岐黄

道光丙申（1836）年，因父亲辞世，仕廉抱歉多端，于是博览搜奇，无不学习。道光壬寅（1842）年，39 岁的刘仕廉突患足疾，寸步难移，虽延医调治，浪费多金，非但无效，反致足不能动，手不能举，项强筋痛，骨瘦如柴。病经五年，医过百余，九死一生，未见好转。遂自买药书，用尽舒筋除湿之方药仍不奏效，后遵一医书痿躄门之"五痿症"调理，始服高丽参和银花以解前药，继服补中益气汤以扶正气，手足、头项俱能活动，再服十全大补汤去芎苓，加附片、枸杞、巴戟、鹿茸，数剂即获大效。此后改服丸药，诸病皆失，行走如常。经历此番病痛，仕廉深有感触，从此以后，无意功名，潜心医学，开设药肆，普集药书，细心研读，务求以医济人。历约十年，自学既成，刘氏始以悬壶济世，历遍朱门茅屋，临症颇多，见病亦广，大小沉疴，随治即效，由此医名远扬，成为晚清蜀中名医。

3. 立书传道，学荫后世

刘氏由儒学而治医学，学问宏通，治验丰富，深得当时公卿学者敬重，与时任邑侯陈枝莲、幕僚吴又香交好，吟咏唱和，兼论病方。据《指痕诗文集》记载，刘氏七十岁时曾为慈禧太后诊病，并于处方后题诗曰：布衣七十观高堂，亲挹天颜议处方；事不随心都是病，调和肝木得逍遥。因晚年善病，故闭门著书，纂辑先贤论述，参以平生治验，手录成篇。但恐以医之小道见名于后世，故不愿轻意刊行。同治十二年癸酉（1873），仕廉年已七旬，经友朋门人再三劝促，方由同邑训导李培郁校正，仕廉胞弟仕鹏校阅，并令三子永钟抄写一年，使得刊刻成书，名曰《医学集成》。

刘氏病故后，邑宰陈枝莲为其墓碑题字“清逸民刘清臣老先生之墓”，并书对联云：“两行橘树诗人宅，数种梅花处士坟”。刘氏学术由门人张文俨、李仲元及家人继承，其玄孙刘梓衡（1919—1999）为四川名医，曾任《西南新闻报》社长，国防部新军六纵队少将副司令，四川省人民政府参事，省政协委员，著有《刘梓衡临床经验回忆录》。

二、《医学集成》版本研究

（一）版本概况

据《中国中医古籍总目》（以下简称《总目》）记载，

本书现存版本包括刻本、铅印本和石印本三类，合计为十三种，分别为清同治十二年癸酉（1873）醉吟山房刻本、清同治十三年甲戌（1874）刘氏刻本、清同治十三年甲戌（1874）刻本、清光绪一年乙亥（1875）刻本、清光绪十年甲申（1884）光明山房刻本、清光绪十二年丙戌（1886）益元堂刻本、1914 年成都博文堂校刻本、1921 年渝城清明会刻本、1922 年成都昌福公司铅印本、1923 年汉文书局刻本、1923 年富记书局刻本、1923 年光明山房刻本和民国益新书局石印本。就出版时间而言，本书在同治、光绪、民国三个历史时期有三次刊刻高潮；就流传地域而言，四川、吉林、辽宁、内蒙古、北京、天津、上海、安徽、广州、福建、甘肃、陕西等省均有藏本。可以看出，本书的影响范围很大，版本系统也略显复杂。

（二）版本研究

1. 初刊本

根据《总目》条录，本书最早的刊刻时间为清同治十二年癸酉（1873），且只有醉吟山房一个版本。但是实际工作中，我们在上海中医药大学图书馆发现了刊刻时间同为 1873 年的大生德号刻本。通过扉页、叙言、文字、笔画以及行格的比对，我们发现两书应为两次刻本。

首先，刊刻者不同。一为醉吟山房，一为大生德号。

其次，文字不同，计有异文、脱文、衍文等情况。异文如醉吟山房本《自叙》中“临症额多”之“额”，大生德号本作“颇”；再如醉吟山房本《卷一·十二经络》“统在六经”之“六”，大生德号本作“足”。脱文如醉吟山房本《卷二·伤寒》“少阴寒证”条下无“倍附子”三字，而此三字见于大生德号本。衍文如《卷二·呃逆》“脾肾虚寒”条下有“炙草”二字，而此二字未见于大生德号本。最后，行格不同。醉吟山房本有行格，大生德号本无行格。

可以说，大生德号本是本次研究的重大发现，它与醉吟山房本同为刊刻年代最早的版本，充实了本书的版本系统。

2. 版本种类

本次研究中，我们先后调研到清同治十二年癸酉（1873）醉吟山房刻本、清同治十二年癸酉（1873）大生德号刻本、清光绪十年甲申（1884）光明山房刻本、清光绪十二年丙戌（1886）益元堂刻本、1914年成都博文堂校刻本、1921年渝城清明会刻本、1923年汉文书局刻本、1923年富记书局刻本、1923年光明山房刻本和民国益新书局石印本10种版本。通过对这些版本的比较研究，我们认为《医学集成》一书可分为醉吟山房刻本系统、大生德号刻本、博文堂校刻本和益新书局石印本四个主要的版本种类，其中醉吟山房刻本系统为本书流传的主要系统。

（1）醉吟山房刻本系统

这一系统包括清同治十二年癸酉（1873）醉吟山房刻本、清光绪十年甲申（1884）光明山房刻本、清光绪十二年丙戌（1886）益元堂刻本、1921 年渝城清明会刻本、1923 年的汉文书局刻本、富记书局刻本和光明山房刻本。

清光绪十年甲申（1884）光明山房刻本与清光绪十二年丙戌（1886）益元堂刻本的叙、跋、字体、正文文字、插图、行格、版面均与醉吟山房本相同，可见两书当以醉吟山房本为底本刊刻，1921 年渝城清明会刻本亦属于这一系统。1923 年汉文书局刻本、1923 年富记书局刻本与 1923 年光明书局刻本的扉页与版心处均标有“光明山房”字样，且形式无二，据此可推断其所依据底本为清光绪十年甲申（1884）光明山房刻本。

（2）大生德号刻本

该本特征见上文，在此不作赘述。

（3）博文堂校刻本

公元 1914 年，成都博文堂对《医学集成》一书进行校勘，纠正了原书文字的若干错误，刊行时名为《校正医学集成》。重刻之后，叙言字体、书中插图及部分句读与醉吟山房本不同，可作为一个独立的版本存在。

（4）益新书局石印本

此版本产生于民国时期，出版时名为《医学指南》，书中对醉吟山房本的部分错误进行了修正。由于书中没有介绍版本选择的相关情况，其内容与清同治大生德号本和博文堂校刻本也不尽相同，因此无法确定该版本与以上版本的相关性，暂将其作为独立的版本考虑。

3. 工作版本的确定

通过以上考辨与分析，我们以清同治十二年癸酉（1873）醉吟山房刻本为底本，以清同治十二年癸酉（1873）大生德号本为主校本，以1914年博文堂校刻本和民国益新书局石印本为参校本，对《医学集成》一书进行了系统的校勘与注释。

三、《医学集成》学术价值研究

是书纂辑先贤论述，普集名家精粹，参以刘氏平生治验，切而不泛，简而不繁，旨在使业医者开卷了然，既免搜索之难，又避亥豕鲁鱼之误，诚后学之津梁，入门之路径。书前有作者自叙、骆世馨叙及凡例。刘氏认为阴阳为医道之要，天地、人身、疾病、药物各有阴阳，故于首卷提纲挈领地论述阴阳、脏腑、诊法，是为医论大纲；卷二、卷三介绍伤寒、温疫、内科杂病及妇科、小儿及疮症，每论一病皆标示纲领，载列一方或数方，又随录针灸穴位，以按证选方选穴，切于实用；末卷为医论、医案、十二脉络、任督二脉图及经穴歌，并载“医中百误”“程钟龄医门八法”，供后世借鉴，以避误就正。

刘氏由儒学而治医学，学问宏通，又三折肱而为良医，一生勤于临证，积累了丰富的临床经验。强调业医要以大家为师，以伤寒为径，明辨十二经络，先讲六经法律，后明药性寒热，同时要有灵机活法，不可胶柱鼓瑟。刘氏不仅于治疗方法多有独到之处，对方药的研究也颇有心得。如根据甲己化土之法创立的“引血归经方”，临证效如桴鼓；再如中药黄芪之别名“箭芪”也首见于本书，补充了本草学的知识。

总 书 目

医　　经

内经博议
内经提要
内经精要
医经津渡
素灵微蕴
难经直解
内经评文灵枢
内经评文素问
内经素问校证
灵素节要浅注
素问灵枢类纂约注
清儒《内经》校记五种
勿听子俗解八十一难经
黄帝内经素问详注直讲全集

基础理论

运气商
运气易览
医学寻源
医学阶梯
医学辨正
病机纂要
脏腑性鉴
校注病机赋
内经运气病释
松菊堂医学溯源
脏腑证治图说人镜经
脏腑图说症治合璧

伤寒金匮

伤寒考
伤寒大白
伤寒分经
伤寒正宗
伤寒寻源
伤寒折衷
伤寒经注
伤寒指归
伤寒指掌
伤寒选录
伤寒绪论
伤寒源流
伤寒撮要
伤寒缵论
医宗承启
桑韩笔语
伤寒正医录
伤寒全生集
伤寒论证辨
伤寒论纲目
伤寒论直解

伤寒论类方
伤寒论特解
伤寒论集注（徐赤）
伤寒论集注（熊寿试）
伤寒微旨论
伤寒溯源集
订正医圣全集
伤寒启蒙集稿
伤寒尚论辨似
伤寒兼证析义
张卿子伤寒论
金匮要略正义
金匮要略直解
高注金匮要略
伤寒论大方图解
伤寒论辨证广注
伤寒活人指掌图
张仲景金匮要略
伤寒六书纂要辨疑
伤寒六经辨证治法
伤寒类书活人总括
张仲景伤寒原文点精
伤寒活人指掌补注辨疑

诊　　法

脉微
玉函经
外诊法
舌鉴辨正
医学辑要
脉义简摩
脉诀汇辨
脉学辑要
脉经直指
脉理正义
脉理存真
脉理宗经
脉镜须知
察病指南
崔真人脉诀
四诊脉鉴大全
删注脉诀规正
图注脉诀辨真
脉诀刊误集解
重订诊家直诀
人元脉影归指图说
脉诀指掌病式图说
脉学注释汇参证治

针灸推拿

针灸节要
针灸全生
针灸逢源
备急灸法
神灸经纶
传悟灵济录
小儿推拿广意
小儿推拿秘诀
太乙神针心法
杨敬斋针灸全书

本　草

药征
药鉴
药镜
本草汇
本草便
法古录
食品集
上医本草
山居本草
长沙药解
本经经释
本经疏证
本草分经
本草正义
本草汇笺
本草汇纂
本草发明
本草发挥
本草约言
本草求原
本草明览
本草详节
本草洞诠
本草真诠
本草通玄
本草集要
本草辑要
本草纂要
药性提要
药征续编
药性纂要
药品化义
药理近考
食物本草
食鉴本草
炮炙全书
分类草药性
本经序疏要
本经续疏
本草经解要
青囊药性赋
分部本草妙用
本草二十四品
本草经疏辑要
本草乘雅半偈
生草药性备要
芷园臆草题药
类经证治本草
神农本草经赞
神农本经会通
神农本经校注
药性分类主治
艺林汇考饮食篇
本草纲目易知录
汤液本草经雅正
新刊药性要略大全
淑景堂改订注释寒热温平药性赋
用药珍珠囊　珍珠囊补遗药性赋

方　　书

医便
卫生编
袖珍方
仁术便览
古方汇精
圣济总录
众妙仙方
李氏医鉴
医方丛话
医方约说
医方便览
乾坤生意
悬袖便方
救急易方
程氏释方
集古良方
摄生总论
摄生秘剖
辨症良方
活人心法（朱权）
卫生家宝方
见心斋药录
寿世简便集
医方大成论
医方考绳愆
鸡峰普济方
饲鹤亭集方
临症经验方
思济堂方书
济世碎金方
揣摩有得集
亟斋急应奇方
乾坤生意秘韫
简易普济良方
内外验方秘传
名方类证医书大全
新编南北经验医方大成

临证综合

医级
医悟
丹台玉案
玉机辨症
古今医诗
本草权度
弄丸心法
医林绳墨
医学碎金
医学粹精
医宗备要
医宗宝镜
医宗撮精
医经小学
医垒元戎
证治要义
松厓医径
扁鹊心书
素仙简要

慎斋遗书

折肱漫录

济众新编

丹溪心法附余

方氏脉症正宗

世医通变要法

医林绳墨大全

医林纂要探源

普济内外全书

医方一盘珠全集

医林口谱六治秘书

识病捷法

温　　病

伤暑论

温证指归

瘟疫发源

医寄伏阴论

温热论笺正

温热病指南集

寒瘟条辨摘要

内　　科

医镜

内科摘录

证因通考

解围元薮

燥气总论

医法征验录

医略十三篇

琅嬛青囊要

医林类证集要

林氏活人录汇编

罗太无口授三法

芷园素社痎疟论疏

女　　科

广生编

仁寿镜

树蕙编

女科指掌

女科撮要

广嗣全诀

广嗣要语

广嗣须知

孕育玄机

妇科玉尺

妇科百辨

妇科良方

妇科备考

妇科宝案

妇科指归

求嗣指源

坤元是保

坤中之要

祈嗣真诠

种子心法

济阴近编

济阴宝筏

秘传女科

秘珍济阴
黄氏女科
女科万金方
彤园妇人科
女科百效全书
叶氏女科证治
妇科秘兰全书
宋氏女科撮要
茅氏女科秘方
节斋公胎产医案
秘传内府经验女科

儿　　科

婴儿论
幼科折衷
幼科指归
全幼心鉴
保婴全方
保婴撮要
活幼口议
活幼心书
小儿病源方论
幼科医学指南
痘疹活幼心法
新刻幼科百效全书
补要袖珍小儿方论
儿科推拿摘要辨症指南

外　　科

大河外科
外科真诠
枕藏外科
外科明隐集
外科集验方
外证医案汇编
外科百效全书
外科活人定本
外科秘授著要
疮疡经验全书
外科心法真验指掌
片石居疡科治法辑要

伤　　科

正骨范
接骨全书
跌打大全
全身骨图考正
伤科方书六种

眼　　科

目经大成
目科捷径
眼科启明
眼科要旨
眼科阐微
眼科集成
眼科纂要
银海指南
明目神验方
银海精微补

医理折衷目科
证治准绳眼科
鸿飞集论眼科
眼科开光易简秘本
眼科正宗原机启微

咽喉口齿

咽喉论
咽喉秘集
喉科心法
喉科杓指
喉科枕秘
喉科秘钥
咽喉经验秘传

养　　生

易筋经
山居四要
寿世新编
厚生训纂
修龄要指
香奁润色
养生四要
养生类纂
神仙服饵
尊生要旨
黄庭内景五脏六腑补泻图

医案医话医论

纪恩录
胃气论
北行日记
李翁医记
两都医案
医案梦记
医源经旨
沈氏医案
易氏医按
高氏医案
温氏医案
鲁峰医案
赖氏脉案
瞻山医案
旧德堂医案
医论三十篇
医学穷源集
吴门治验录
沈芊绿医案
诊余举隅录
得心集医案
程原仲医案
心太平轩医案
东皋草堂医案
冰壑老人医案
芷园臆草存案
陆氏三世医验
罗谦甫治验案
临证医案笔记
丁授堂先生医案
张梦庐先生医案

养性轩临证医案

养新堂医论读本

祝茹穹先生医印

谦益斋外科医案

太医局诸科程文格

古今医家经论汇编

莲斋医意立斋案疏

医　　史

医学读书志

医学读书附志

综　　合

元汇医镜

平法寓言

寿芝医略

杏苑生春

医林正印

医法青篇

医学五则

医学汇函

医学集成

医学辩害

医经允中

医钞类编

证治合参

宝命真诠

活人心法（刘以仁）

家藏蒙筌

心印绀珠经

雪潭居医约

嵩厓尊生书

医书汇参辑成

罗氏会约医镜

罗浩医书二种

景岳全书发挥

新刊医学集成

寿身小补家藏

胡文焕医书三种

铁如意轩医书四种

脉药联珠药性食物考

汉阳叶氏丛刻医集二种